Infektiologisches Kolloquium 5

Infektiologisches Kolloquium 5

herausgegeben von C. Krasemann

Bewertungskriterien für Antibiotika

herausgegeben von
A. Dalhoff und H. Thomas

mit Beiträgen von
T. Bergan, K.-H. Büscher, W. Christ, A. Dalhoff, H. Leying, H. Lode, W. Opferkuch, S. Suerbaum, B. Wiedemann

Walter de Gruyter
Berlin · New York 1988

Prof. Dr. C. Krasemann
Priv.-Doz. Dr. A. Dalhoff
Prof. Dr. H. Thomas
Bayer AG
Pharma Forschungszentrum
Institut für Chemotherapie
D-5600 Wuppertal 1

Das 5. Infektiologische Kolloquium fand statt am 21./22. Februar 1986 in Neu-Isenburg.

Das Buch enthält 16 Abbildungen und 39 Tabellen.

CIP-Titelaufnahme der Deutschen Bibliothek

Bewertungskriterien für Antibiotika / [d. 5. Infektiolog. Kolloquium fand statt am 21./22. Februar 1986 in Neu-Isenburg]. Hrsg. von A. Dalhoff u. H. Thomas. Mit Beitr. von Tom Bergan ... – Berlin ; New York : de Gruyter, 1987
(Infektiologisches Kolloquium ; 5)
ISBN 3-11-011320-1

NE: Dalhoff, Axel [Hrsg.]; Bergan, Tom [Mitverf.]; Infektiologisches Kolloquium 〈05, 1986, Neu-Isenburg〉; Infektiologisches Kolloquium: Infektiologisches Kolloquium

Satz: Arthur Collignon GmbH, Berlin. – Druck: Gerike GmbH, Berlin. – Bindung: Dieter Mikolai, Berlin. – Umschlagentwurf: Rudolf Hübler, Berlin.

Vorwort

Bewertungskriterien für Antibiotika

Seit der Entdeckung des Penicillins durch Alexander Fleming im Jahr 1929 hat die Entwicklung neuer Antibiotika einen nahezu exponentiellen Anstieg genommen: Heute befinden sich auf dem Markt, je nach Definition, 7 bzw. 9 größere Substanzklassen:

- Betalaktame:
  - Penicilline
  - Cephalosporine
  - Monobactame
- Aminoglykoside
- Makrolide
- Tetracycline
- Chinolone
- TMP-Sulfonamid-Kombinationen
- Nitro-Imidazole

Diesen Substanzen sind insgesamt fast 100 oral oder parenteral applizierbare Substanzen zuzuordnen.

Die Auswahl des jeweils am besten geeigneten Präparates wird durch diese Vielfalt keineswegs erleichtert. Einerseits ist es schwierig, wenn nicht gar unmöglich, alle Unterscheidungskriterien der einzelnen Antibiotika gegenwärtig zu haben. Zum anderen kennt der behandelnde Arzt zu Beginn der Therapie nur in Ausnahmefällen den bzw. die Erreger mit Antibiogramm. Er muß also die Wahl des Antibiotikums von folgenden Kriterien abhängig machen:

a) welche Erreger bei dem Krankheitsprozeß am wahrscheinlichsten sind,
b) welche Substanz bzw. Kombination das zu erwartende Erregerspektrum am besten erfaßt,
c) welche voraussichtlich wirksame Substanz in ausreichender Konzentration an den Ort der Infektion gelangt und
d) welche Substanz am Ort der Infektion antibakteriell wirksam ist (z. B. Tetracycline/Galle; Aminoglykoside/Eiter).

Die Gesichtspunkte a) und b) sind die Prämissen zur Wahl entweder eines Schmalspektrum- oder eines Breitspektrumantibiotikums, bzw. einer Kombination.

Das Begriffspaar Schmal- und Breitspektrumantibiotikum läßt vermuten, daß eine genaue Definition dieser Eigenschaften möglich ist. Wenn man jedoch die Literatur über längere Zeit verfolgt, so zeigt sich bei einigen seit langem bekannten Substanzen eine deutliche Änderung der Einschätzung. Ampicillin galt z. B. als das erste Breitspektrumpenicillin mit guter Wirksamkeit gegenüber Streptokokken einschließlich den Enterokokken, Escherichia coli, Proteus mirabilis, Salmonellen und Shigellen, Haemophilus influenzae und den Neisserien. In dem Maß, wie Klebsiellen, Enterobacter-Arten, Serratien, Pseudomonaden, Acinetobacter-Arten und Penicillinase-bildende Staphylokokken in den Vordergrund des Interesses rückten, wurde Ampicillin eher als Antibiotikum mit mittlerem Spektrum definiert.

Umgekehrt hat sich die Beurteilung von Erythromycin dadurch deutlich geändert, daß seine Wirksamkeit gegenüber Legionella pneumophila und Chlamydia trachomatis ins Auge fiel. Es hat damit sein Image als reines „Streptokokken-Präparat" erweitern können.

Generell läßt sich feststellen, daß es keine einzige Substanz gibt, die lückenlos alle Krankheitserreger erfaßt, so daß der Begriff „Breitspektrumantibiotikum" immer nur in Relation zu den berücksichtigten Bakterienarten zu sehen ist. Tab. 1 zeigt an einem Beispiel, wie man durch die Auswahl der als empfindlich oder resistent eingestuften Bakterien den Eindruck eines Schmal- bzw. Breitspektrumantibiotikums steuern kann.

Tabelle 1 Die Relativität des Begriffspaares „Breitspektrumantibiotikum – Schmalspektrumantibiotikum", verdeutlicht am Beispiel von Penicillin G und Aminoglykosiden.

	Penicillin G	*Aminoglykoside*
Streptokokken	+	–
Staphylokokken	+ / –	+
Corynebakterien	+	+
Neisserien	+	+
Haemophilus-Arten	–	+
Enterobacteriaceae	–	+
Pseudomonaden	–	+
Legionellen	–	–
Anaerobe Kokken	+	–
Clostridien	+	–
Bacteroides-Arten	+ / –	–

Darüber hinaus ist es wahrscheinlich gar nicht wünschenswert, daß eine einzelne Substanz alle Erreger erfassen kann, die bei den verschiedensten Infektionsarten in Frage kommen können.

Die Antibiotika wirken nicht nur auf die jeweiligen Krankheitserreger ein, sondern auch auf die verwandten saprophytären Spezies in der Flora. Eine Ampicillin-Therapie reduziert also z. B. in allen Regionen des Körpers die Streptokokken-Arten, Escherichia coli und andere empfindliche Enterobacteriaceae in der Darmflora, Neisserien in der Oropharyngealflora etc. Je breiter also das Spektrum einer Substanz ist, um so einschneidender sind die – zwar reversiblen – Auswirkungen auf die Flora des Patienten. Dieser Gesichtspunkt findet gerade in letzter Zeit zunehmend Berücksichtigung bei der Zulassung neuer Substanzen.

Bei einer kritischen Prüfung der Frage, wann eine besonders breit wirksame Antibiotikatherapie tatsächlich gebraucht wird, zeigt sich ohnehin sehr bald, daß sie in der Mehrzahl der Situationen keinesfalls erforderlich ist. In den weitaus meisten Fällen gilt, daß ein bestimmter Krankheitserreger bzw. eine typische Keimassoziation mit der relativ größten Wahrscheinlichkeit zu erwarten ist. Das gilt z. B. für die Kombinationen Urosepsis – Escherichia coli, Osteomyelitis – Staphylococcus aureus oder Peritonitis – Mischinfektion mit Beteiligung von Escherichia coli, (andere Enterobacteriaceae,) Enterokokken, Bacteroides-fragilis-Gruppe und anaerobe Kokken.

Parallel zur Eingrenzung der wahrscheinlichsten Erreger können dann auch die vermutlich am besten wirksamen Substanzen herausgefiltert werden. Nur in relativ wenigen Situationen ist diese Strategie nicht anwendbar. Das gilt z. B. für Septikämien bei granulozytopenischen Patienten oder Polytraumatisierten, die während eines langen Aufenthaltes auf der Intensivstation bereits mit zahlreichen Antibiotika therapiert werden mußten. Gerade in der letztgenannten Situation kann es allerdings sehr nützlich sein, wenn man mit den Schwächen bzw. Lücken der verschiedenen Antibiotika vertraut ist und damit die Richtung des Selektionsdruckes eingrenzen kann. Charakteristische Beispiele hierfür sind: Cephalosporine – Enterokokken, Aminoglykoside – Streptokokken und strikt anaerobe Bakterien, Breitspektrumpenicilline – Klebsiella-Arten oder penicillinasebildende Stämme von Staphylococcus aureus.

Der zunehmenden Bedeutung sich verändernder sog. typischer Keimassoziationen und dem Neuauftreten opportunistischer Erreger bei Patienten und reduzierter körpereigener Abwehr (z. B. Transplantatempfänger, ältere Menschen, AIDS-Patienten, u. a.) ist bei der Diskussion um Schmal- und Breitspektrumantibiotika ebenfalls Beachtung zu schenken.

Mit der Entwicklung der besonders Betalaktamase-stabilen Substanzen ist in diesem Zusammenhang das Problem der induzierbaren Betalaktamasen bei bestimmten Erregerarten, wie z. B. Providencia stuartii, Serratia marcescens, Enterobacter cloacae u. a. aufgetaucht. Diese die Betalaktamantibiotika inaktivierenden Enzyme bewirken nicht nur eine Parallelresistenz im bekannten Sinn; vielmehr greift die z. B. durch ein modernes Penicillin oder Monobactam induzierte Resistenz u. U. auf die gesamte Gruppe der Betalaktam-Antibiotika über, so daß schlagartig ein ganzer Sektor der Antibiotikapalette ausfällt.

Wenn man die Diskussion über die Berechtigung bzw. die Vorteile von Schmalspektrumantibiotika einerseits und Breitspektrumantibiotika andererseits über die Zeitspanne der antibakteriellen Therapie verfolgt, so haben sich zweifellos die Akzente verschoben. Während zu Beginn der Antibiotikatherapie das Augenmerk vorwiegend auf die Wirksamkeit gegenüber den besonders pathogenen Arten gerichtet wurde – Streptococcus pyogenes, Streptococcus pneumoniae, Neisseria meningitidis, Salmonella typhi, Corynebacterium diphtheriae etc. – und die Frage der Resistenzentwicklung überhaupt noch nicht in der Diskussion war, so steht heute eher die Frage nach solchen Substanzen im Vordergrund, die zwar auch noch die Erreger klassischer Infektionen erfassen, aber auch gegenüber den besonders resistenten Stämmen wirksam sind, wie sie z. B. auf Intensivstationen oder bei chronischen Infektionen (ableitende Harnwege, Osteomyelitis etc.) auftreten. Parallel zu dieser Entwicklung steigt die Bedeutung von solchen Antibiotika mit relativ schmalem Spektrum, die die Lücken der heute bevorzugten Substanzen schließen. Ein charakteristisches Beispiel hierfür ist die Vancomycin-Therapie bei methicillinresistenten Staphylokokken oder bei Clostridium difficile. Weitere Kandidaten für eine eher selektive Therapie sind wahrscheinlich Corynebakterien (u. a. Corynebacterium JK) sowie die Gruppe der koagulasenegativen Staphylokokken, die z. B. bei der CAPD oder bei Kunststoffimplantaten zunehmend als Problem erkannt werden.

Der theoretisch wünschenswerte Einsatz von möglichst selektiv wirksamen Antibiotika läßt sich wahrscheinlich auch in Zukunft nur in begrenztem Ausmaß realisieren. Ursachen hierfür sind u. a. die begrenzten Möglichkeiten in der Entwicklung, da eine bestimmte Struktur eines Moleküls stets Gruppen von verwandten Bakterien erfaßt.

Andererseits ist in den meisten Fällen einer schweren Infektion, die eine sofortige Therapie erfordert, die mikrobiologische Schnelldiagnostik als Voraussetzung einer gezielten Therapie z. Zt. nur in Ausnahmesituationen realisierbar. Der Erreger muß dann an Hand der mikroskopischen Morphologie so eindeutig zu erkennen sein, wie z. B. die Pneumokokken oder Meningokokken im Liquor, daß mit der innerhalb von wenigen Minuten durchführbaren Gramfärbung die Diagnose feststeht. Sind jedoch kulturelle Verfahren zur Diagnostik erforderlich, so ist stets die Wachstumsgeschwindigkeit der Erreger der limitierende Faktor, so daß der Einsatz von Schmalspektrumantibiotika hier rasch an Grenzen stößt.

Priv.-Doz. Dr. A. Dalhoff
Prof. Dr. C. Krasemann
Prof. Dr. H. Thomas

Autorenverzeichnis

Prof. Tom Bergan, M. D.
Department of Microbiology
Faculty of Medicine
National University of Singapore
Lower Kent Ridge Road
Singapore 0511

Dr. K.-H. Büscher
Institut für Medizinische
Mikrobiologie und Immunologie
Ruhr-Universität Bochum
Universitätsstraße 150
D-4630 Bochum 1

Prof. Dr. rer. nat. W. Christ
Institut für Arzneimittel des
Bundesgesundheitsamtes
Abteilung klinische und experimentelle
Pharmakologie
Seestraße 10
D-1000 Berlin 65

Dr. A. Dalhoff
Institut für Chemotherapie
Pharma-Forschungszentrum der
Bayer AG
Aprather Weg
D-5600 Wuppertal 1

Dr. H. Leying
Institut für Medizinische
Mikrobiologie und Immunologie
Ruhr-Universität Bochum
Universitätsstraße 150
D-4630 Bochum 1

Prof. Dr. med. H. Lode
Medizinische Klinik und Poliklinik im
Klinikum Steglitz der Freien
Universität Berlin
Hindenburgdamm 30
D-1000 Berlin 45

Prof. Dr. med. W. Opferkuch
Institut für Medizinische
Mikrobiologie und Immunologie
Ruhr-Unversität Bochum
Universitätsstraße 150
D-4630 Bochum 1

Dr. S. Suerbaum
Institut für Medizinische
Mikrobiologie und Immunologie
Ruhr-Universität Bochum
Universitätsstraße 150
D-4630 Bochum 1

Prof. Dr. rer. nat. B. Wiedemann
Institut für Medizinische
Mikrobiologie und Immunologie
Universität Bonn
An der Immenburg AVZ II
D-5300 Bonn

Inhalt

Der Informationsgehalt der Empfindlichkeitsprüfung im Routinelabor

B. Wiedemann

Der Erfolg einer Antibiotikatherapie bakterieller Infektionen hängt von vielen Faktoren ab. Die Möglichkeit, eine erfolgreiche Therapie vorherzusagen, wird dadurch eingeschränkt, daß viele dieser Faktoren durch normale Routine-Empfindlichkeitsprüfungen nicht geprüft werden können. Viele Faktoren hängen von den Bedingungen im Patienten ab, aber andere werden durch die Struktur, durch die Genetik und durch Wachstumsfaktoren der Bakterien im Test beeinflußt. Um diese Ungewißheiten in den Griff zu bekommen, ist es notwendig, einen möglichst umfassenden Überblick über die antibiotische Aktivität zu haben. Dieser Überblick sollte die Verteilung und Elimination der Substanz im Patienten, wirtsspezifische Antagonismen der Antibiotika, die Toxizität, die Mechanismen der Wirkung auf das bakterielle Zielorgan, die Penetration der Substanz in die Bakterien, erworbene und natürliche Resistenzmechanismen und die Epidemiologie der Resistenz einschließen. Darüber hinaus ist es notwendig zu wissen, wo therapeutische Probleme auftreten können und welche Aussagekraft die Empfindlichkeitsprüfung der Bakterien hat.

Im Routinelaboratorium stehen verschiedene Methoden zur Empfindlichkeitsprüfung zur Verfügung. Grundlage und Bezugsmethode ist in jedem Fall der sogenannte Röhrchen-Verdünnungstest, mit Hilfe dessen die minimale Hemmkonzentration (MHK) ermittelt wird. Abwandlungen dieses Tests setzen sich mehr und mehr durch. Besonderer Beliebtheit erfreut sich der Agar-Verdünnungstest, in dem die Antibiotika statt in Lösung in Nähragar verdünnt werden.

Hierbei ist die Möglichkeit von Vorteil, viele Stämme gleichzeitig auf einer Agarplatte zu testen. Häufig wird diese Methode als „Grenzwert-Methode" ausgelegt, wobei nur zwei Platten mit zwei Konzentrationen im Bereich der Grenzkonzentration ausgetestet werden, die therapeutisch erreichbar ist. Die Mikrodilutionsmethode in Mikrotiterplatten ist ein auf kleine Volumina abgestimmter Reihenverdünnungstest. Durch vorgefertigte Mikrotiterplatten wird es möglich, auch im Routinelabor MHK-Bestimmungen in flüssigem Medium durchzuführen. Am gebräuchlichsten in Routinelaboratorien ist nach wie vor der sogenannte „Agar-Diffusionstest", bei dem die Chemotherapeutika mit Testblättchen aufgetragen werden. Hier kann man sechs Chemotherapeutika gleichzeitig auf einer Agarplatte testen. Da es sich aber um eine Sekundärmethode handelt, die bei der Auswertung die minimale Hemmkonzentration als Richtgröße nimmt, ist von vornherein mit zusätzlichen Fehlern zu rechnen. Es existieren zwar für alle im Umgang befindlichen Chemotherapeutika Regressionslinien, aus denen der Zusammenhang zwischen dem Hemmhofdurchmesser und der minimalen Hemmkonzentration hervorgeht, aber schon bei der Festlegung der Grenzwerte wird irrtümlich die Regressionsgerade als Eichgerade angesehen. Aufgrund der großen Streuung, die derartige Auswertungen haben, wäre die direkte Übertragung der minimalen Hemmkonzentration auf den Hemmhofdurchmesser nur dann zulässig, wenn die Zahl der Fehler gering genug ist. Fehler kommen in der Routinetestung aber nicht nur aus diesen Gründen zustande.

Manchmal sind es offensichtliche Fehler, wie bei der Testung von Vancomycin gegenüber Staphylococcus aureus. Manche Laboratorien finden bis zu 30% Vancomycin-resistenter Staphylococcus aureus-Stämme, andere liegen günstiger. Im Schnitt konnten wir bei einer Studie einen Prozentsatz von 2% falsch „resistent" getesteten Stämmen feststellen. Dieser Fehler ist leicht durch die geringen Hemmhofdurchmesser zu erklären, die von Vancomycin bewirkt werden.

Schwieriger ist schon die Erklärung der Befunde bei den verschiedenen Cephalosporinen; denn sie haben alle eine unterschiedliche Aktivität, aber den gleichen Resistenzmechanismus. Die Cephalosporin-Resistenz ist praktisch mit der Oxacillin-Resistenz, die mit 4% ausgetestet wurde, identisch. Ein gleiches Ergebnis wurde zwar für Cefamandol erzielt, die Häufigkeit Cefotaxim- und Cefoxitin-resistenter Stämme lag aber schon beinahe dreimal so hoch. Natürlich sind die Staphylokokken-Infektionen keine primäre Indikation für die letztgenannten Cephalosporine, aber die nach dem Test als „empfindlich" gefundenen Staphylokokken sind meist nicht empfindlicher als die sogenannten „resistenten"; denn die Fehlerbreite der Methode erlaubt keine exakte Trennung.

Ein etwas anders gelagertes Problem finden wir bei den Penicillinen, bei denen in der Testung von Staphylokokken keine Unterschiede auftreten dürften. Viele Penicillinase-bildende Stämme, die damit auch resistent sind, produzieren so wenig Betalaktamase, daß der Hemmhof Empfindlichkeit anzeigt. Fehler wie diese schlagen sich auch in sogenannten Resistenztabellen nieder, die dem Arzt als Hilfe für die Therapie dienen sollen. Wenn, wie in einem Beispiel gezeigt, nur 9% von Escherichia coli bei Harnwegsinfektionen gegenüber Ampicillin sensibel, dieselben Stämme aber gleichzeitig zu 79% Piperacillin-empfindlich sind, so ist dies mit epidemiologischen Besonderheiten sicherlich nicht zu erklären. Der Mechanismus, der der Resistenz zugrundeliegt, ist hier auch gleich. Aber bei ca. 10% Ampicillin-resistenter E. coli-Stämme ist die Betalaktamase-Produktion so gering, daß Acylureido-Penicilline noch eine ausreichende Wirksamkeit haben, um als „empfindlich" gekennzeichnet zu werden. Es ist also anzunehmen, daß etwa 69% der Stämme auch Ampicillin-empfindlich sind [7].

Bei der Betrachtung der Absterbevorgänge während der Prüfung der minimalen Hemmkonzentration (Abb. 1) wird leicht verständlich, daß das Endresultat, das nach 24 Stunden abgelesen wird, auch bei bakteriziden Substanzen, bei denen die Bakterien nach einer anfänglichen Abtötungsphase wieder anwachsen, zu falschen Interpretationen führen kann. Ein Stamm, der relativ schnell abgetötet wird, aber dann auch früher wieder anwächst, erscheint resistent, während ein gleicher Stamm, bei dem die Absterbephase etwas später einsetzt, nach 24 Stunden noch keine Trübung zeigt, und also als empfindlich abgelesen werden würde. Dennoch ist das erste Antibiotikum wahrscheinlich das bessere, weil es die Erreger initial schneller abtötet.

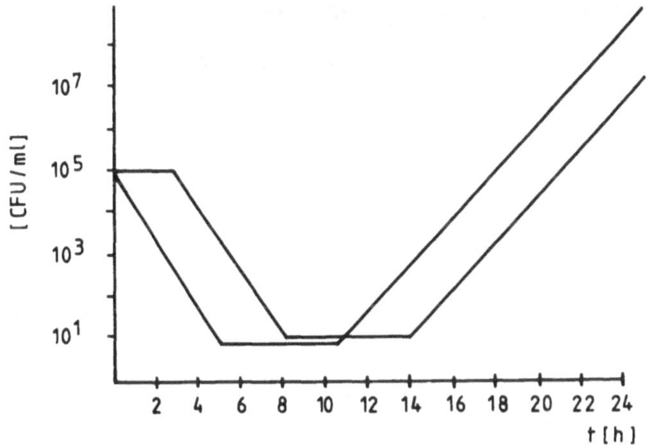

Abb. 1 Schema der Absterbekinetik eines Bakterienstammes unter Bedingungen im Röhrchenverdünnungstest. Bei Ablesung nach 24 Stunden erscheint das Antibiotikum, das eine schnellere Abtötung bewirkt als „unwirksam", da die Dichte der Bakterien im sichtbaren Bereich liegt. Beim Einsatz eines Antibiotikums mit verzögerter Absterbekinetik wachsen die Bakterien später an, so daß nach 24 Stunden keine sichtbare Trübung auftritt.

Aus dieser Darstellung wird gleichzeitig deutlich, daß eine leichte Erhöhung des Inokulums ebenfalls zu starken Verschiebungen führen kann. Dies sei an einem Beispiel aus der Studie „Resistenz" der Paul-Ehrlich-Gesellschaft noch einmal verdeutlicht. Bei Testung des Kontrollstammes gegenüber Chloramphenicol lag ein Labor bei der Austestung zwei Stufen höher als alle anderen. Dies wirkt sich auch bei der Untersuchung von klinischen Isolaten aus. Während sich bei Escherichia coli die Verschiebung bei der Einteilung in „empfindliche" und „resistente" Stämme nicht auswirkt, ist bei Proteus mirabilis durch die höheren Werte das Ergebnis vollständig verändert. Die Stämme, die in den anderen Laboratorien als „empfindlich" getestet werden, wurden in dem Labor mit höheren MHK-Werten als „resistent" beurteilt (Tab. 1).

In diesem Zusammenhang wird deutlich, daß die Fehlermöglichkeiten um so größer sind, je näher der Grenzwert an der Normalverteilung der Bakterien liegt. Dieser Sachverhalt läßt sich am Beispiel von Mezlocillin und Cefoxitin bei Escherichia coli und Serratia besonders gut demonstrieren (Abb. 2). Wird die Häufigkeit der getesteten Stämme gegen die minimale Hemmkonzentration aufgetragen, so ergeben sich üblicherweise Verteilungen, in denen die normal empfindlichen Stämme in einem deutlichen Peak zusammengefaßt sind. Die Bakterien, die im Hinblick auf ihre Empfindlichkeit genetisch anders sind, befinden sich in einem zweiten Peak, der bei höheren minimalen Hemmkonzentrationen erscheint. Der Grenzwert für die Trennung zur resistenten Population geht bei Escherichia coli genau durch den ersten Peak der resistenten Population, während bei Serratia dieser Peak genau von der empfindlichen Population abgetrennt wird. In beiden Fällen liegen aber die emp-

Tabelle 1 Verteilung der MHK-Werte von Chloramphenicol

Lab. Nr.	≦0,5	1	2	4	8	16	32	≧64
E. coli (ATCC 25922)								
1			3	2				
2					7			
3			5					
4		3	2					
5			3	2				
6			3	1				
E. coli (klin. Isolate)								
1				12				5
2				1	12			2
3	1		11					1
4			2	4	1			6
5			2	12				
6			1	11	4			2
P. mirabilis (klin. Isolate)								
1				1	6	3		
2					1	11	2	1
3			1	4	4			1
4			2	6	1		5	
5				10	2		1	2
6				10	2			2

findlichen Stämme so nahe an den resistenten, daß eine exakte Abtrennung schwierig ist. Bei Cefoxitin wird die natürlicherweise empfindliche Population von Serratia in der Mitte durchgeschnitten, während die Coli-Stämme so verteilt sind, daß sie deutlich links von der Grenzlinie angeordnet sind. Der Grenzwert zur sensiblen Population liegt allerdings nach DIN bei 1. Dies würde bedeuten, daß Escherichia coli gegenüber Cefoxitin grundsätzlich nur mäßig sensibel ist. Dies scheint allerdings den klinischen Erfahrungen deutlich zu widersprechen.

Bekanntermaßen schwanken die Labordaten in Abhängigkeit von der angewendeten Methode. Selbst bei Anwendung der gleichen Methode kommt es in verschiedenen Laboratorien zu unterschiedlichen Ergebnissen. Daher ist es nicht erstaunlich, daß bei der Austestung von klinischen Isolaten in den verschiedenen Laboratorien, die an der Studie der Paul-Ehrlich-Gesellschaft beteiligt waren, von Jahr zu Jahr verschiedene Populationsverteilungen auftreten. Bei der Testung von Hemmhofdurchmessern wird dieses noch deutlicher. Am Beispiel von Staphylococcus aureus und Tetracyclin läßt sich dies besonders gut zeigen. Nicht nur die Studien im Mai und November liegen verschieden, sondern insbesondere von einem Jahr zum anderen differieren die Ergebnisse. Bei den Testungen von 1977 fällt es zwar leicht, die Zahl der resistenten Stämme festzulegen, aber der Grenzwert für Empfindlichkeit geht genau durch die gleichverteilte Population, so daß hier das Ergebnis bei Benutzung

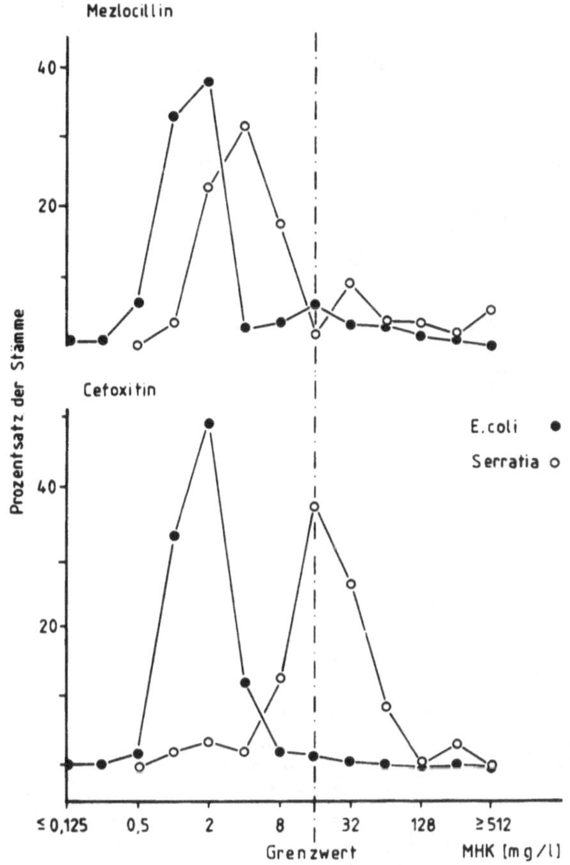

Abb. 2 Häufigkeitsverteilung von MHK-Werten von E. coli und Serratia marcescens und der Bezug auf ihre Lage zum Grenzwert

des Grenzwertes recht zufällig ausfallen muß. 1978 wurde im Mai noch der gleiche Nährboden verwendet, aber die November-Studie wurde statt mit Müller-Hinton- mit Isosensitest-Agar durchgeführt. Diese Veränderung gibt eine deutliche Verschiebung der empfindlichen Population, der Peak wird breiter und wandert zu höheren Hemmhofdurchmessern. In den folgenden Jahren sind die Verteilungen zwar fast identisch, aber immer noch fällt eine Abgrenzung der empfindlichen von den mäßig empfindlichen Stämmen recht schwer (Abb. 3).

Die Zuverlässigkeit der Empfindlichkeitsprüfung im Routinelabor steht und fällt nicht nur mit einer guten Methode und deren ständiger Kontrolle, sondern auch mit den Grenzwerten, die dazu festgelegt werden. Deswegen hat die Arbeitsgemeinschaft „Grenzwerte für die Empfindlichkeitsprüfung" in der Paul-Ehrlich-Gesellschaft sich zum Ziel gesetzt, bei neu eingeführten Substanzen möglichst schon vor der Einführung in die Therapie Grenzwerte festzulegen, wobei sie die verschiedenen Gesichtspunkte

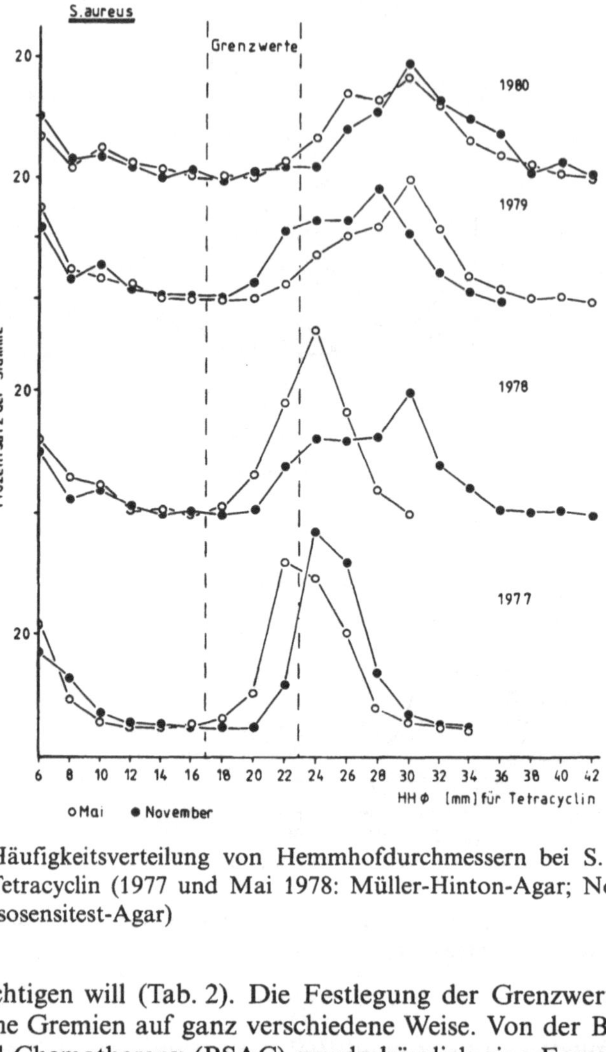

Abb. 3 Häufigkeitsverteilung von Hemmhofdurchmessern bei S. aureus bei Testung von Tetracyclin (1977 und Mai 1978: Müller-Hinton-Agar; Nov. 1978, 1979 und 1980: Isosensitest-Agar)

berücksichtigen will (Tab. 2). Die Festlegung der Grenzwerte erfolgt durch unterschiedliche Gremien auf ganz verschiedene Weise. Von der British Society for Antimicrobial Chemotherapy (BSAC) wurde kürzlich eine Formel publiziert, mit deren Hilfe die Grenzwerte berechnet werden können (Tab. 3). Hierbei gehen im wesentlichen die Spitzenkonzentrationen im Serum, die Eiweißbindung und die Eliminationshalbwertzeit ein. Es ist aber ein Faktor X berücksichtigt worden, der eine gewisse Variabilität zuläßt. Eine derartige Variabilität ist nach dem Vorschlag von Naumann [4] nicht gegeben, da hier lediglich die Konzentration in der Mitte des Applikationsintervalls für die Bewertung zugrunde gelegt wird. Ellner und Neu [1] haben einen anderen Vorschlag unterbreitet, der allerdings eine entsprechende Datenverarbeitung voraussetzt. Sie geben als inhibitorischen Quotienten den Faktor an, um den die Spitzenkonzentration die minimale Hemmkonzentration am Ort der Infektion überschreitet. Hierdurch ist ein direkter Vergleich der einzelnen Chemotherapeutika zwar gegeben, die Unsicherheit in der Bestimmung der MHK und der Abschätzung des C_{max}-Wertes am Infektionsort bleibt allerdings bestehen.

Am Beispiel von Aztreonam sei die Festlegung von Grenzwerten einmal durchgespielt: Nach i.v.- oder i.m.-Gaben von 0,5 g resultiert ein Blutspiegel nach 6 Stunden von 2,9 bis 3,8 mg/l. Daraus resultiert nach DIN ein Empfindlichkeitsgrenzwert von $\leqq$ 2 mg/l. Nimmt man die Formel der BSAC zur Ermittlung des Grenzwertes, so erhält man bei einer Spitzenkonzentration von 23 mg/l, einer Serum-Protein-Bindung von 56% und einer Halbwertzeit von 1,6 Stunden einen Wert von ca. 6, so daß die Empfindlichkeitsgrenze je nachdem, wie hoch man X einschätzt, bei 4 oder 8 liegen sollte. Bei einer höheren Dosierung von 3 × 2 g pro Tag resultiert ein $t_{1/2}$-Wert von 26 mg/l, was bei der DIN zu einem Grenzwert von 32 mg/l geführt hat. Der entsprechende Wert nach der Formel der BSAC liegt bei 22,75, so daß auch hier ein Grenzwert von 16 oder 32 anzunehmen ist (Tab. 4) [6].

Betrachtet man unter diesen Gesichtspunkten die Populationsverteilung der natürlich empfindlichen Bakterien, stellt sich die Frage nach der Indikation. Bei einem Grenzwert von 2 mg/l kann man praktisch alle gramnegativen Spezies der Enterobacteriaceae gut einordnen. Die Stämme von Pseudomonas aeruginosa fallen allerdings nicht

Tabelle 2 Kriterien für die Festlegung von Grenzwerten

1. Pharmakokinetik (Dosierung)
2. Interaktion (Eiweißbindung, pH)
3. MHK-Werte, Verteilung
4. Grenzwerte verwandter Chemotherapeutika
5. Therapieergebnisse

Tabelle 3 Grenzwert nach BSAC

$$\text{Grenzwert MHK} = \frac{(\text{A})\,\text{ff}}{(\text{T}_{1/2}) \cdot \text{x}}$$

A	=	Spitzenkonzentration oder Konzentration 1 Stunde nach i.v.-Applikation
ff	=	freie Fraktion (ungebundener Anteil)
$T_{1/2}$	=	1 Halbwertzeit 1–3 Stunden 2 Halbwertzeit <1 Stunde 0,5 Halbwertzeit >3 Stunden
x	=	gewählter Wert, um den der Spitzenspiegel die MHK überschreiten sollte (1–4)

Tabelle 4 Grenzwerte für Aztreonam

Dosis 2 × 0,5 g/d: $\text{MHK} = \frac{23 \cdot {}^1/_2}{1 \cdot 2} = 5{,}75$

empfindlich $\leqq 4$ oder $\leqq 8$

Dosis 3 × 2 g/d: $\text{MHK} = \frac{91 \cdot {}^1/_2}{1 \cdot 2} = 22{,}75$

mäßig empfindlich $\leqq 16$ oder $\leqq 32$

in den empfindlichen Bereich, sie sind fast ausschließlich als „mäßig empfindlich“ zu klassifizieren. In diesem Zusammenhang werden exakte Therapiestudien notwendig, die den Beweis erbringen, ob man mit Aztreonam bei Normaldosierung Pseudomonas-aeruginosa-Infektionen ausheilen kann (Abb. 4).

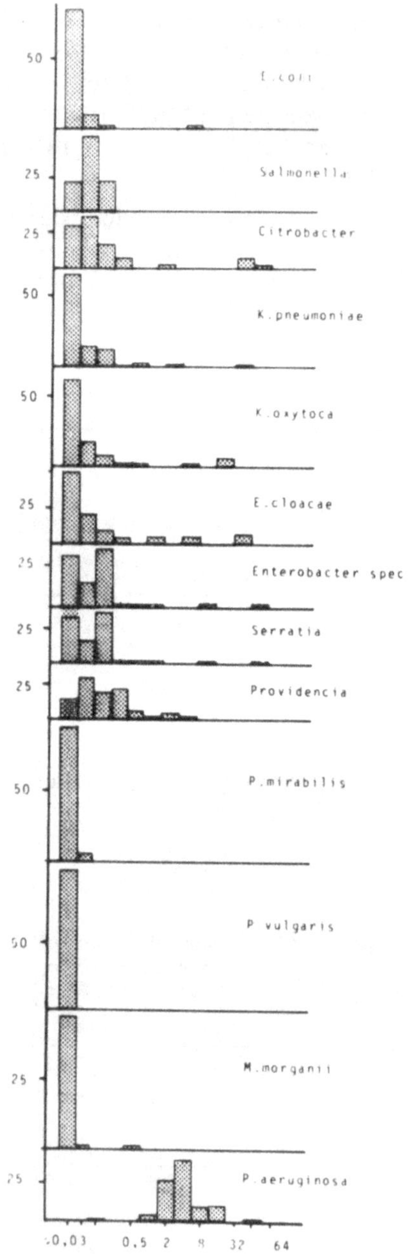

Abb. 4 Häufigkeitsverteilungen der MHK-Werte von gramnegativen Bakterien bei Aztreonam

Ein Beispiel für eine schwierige Grenzwertfestlegung ist Cefotiam. Dies hängt im wesentlichen mit der relativ raschen Elimination der Substanz zusammen. Der Grenzwert nach DIN ist auf 0,5 mg/l festgelegt. Nach der Formel der BSAC ergibt sich ein Grenzwert von 4 [5]. Nimmt man nun noch den inhibitorischen Quotienten von Ellner und Neu hinzu und betrachtet im Vergleich zum Cefotiam das Ampicillin und Aztreonam, so ist nach dem inhibitorischen Quotienten (I) das Cefotiam die wirksamste Substanz, weil die Spitzenkonzentration 232mal so hoch ist wie die minimale Hemmkonzentration des Bakterienstammes. Nicht wesentlich ungünstiger liegt Aztreonam, während Ampicillin mit 9 wenig effektiv zu sein scheint. Die Grenzwerte hingegen spiegeln diese Wirksamkeitsunterschiede nicht wider. Cefotiam ist mit 0,5 nach DIN offensichtlich falsch beurteilt (Tab. 5).

Tabelle 5 Therapeutische Effektivität gegenüber E. coli (Septikämie)

	MHK	I	DIN	BSAC
Aztreonam	0,125	184	4	≦4
Ampicillin	1	9,0	2	≦1
Cefotiam	0,125	232	0,5	≦4

Um die Wirksamkeit eines Chemotherapeutikums auf bestimmte Bakterienstämme unter Vernachlässigung der körpereigenen Abwehrmechanismen zu untersuchen, gibt es inzwischen eine Vielzahl von In-vitro-Modellen, bei denen man die Bakterienpopulation den gleichen Konzentrationsbedingungen des Chemotherapeutikums aussetzen kann, wie sie auch beim Patienten auftreten. Hierdurch kann man beispielsweise austesten, ob eine Erhöhung der applizierten Dosis tatsächlich einen besseren Effekt bringt. Zwei Beispiele seien hierzu näher demonstriert:

Setzt man im In-vitro-Modell Staphylococcus-aureus-Stämme mit unterschiedlicher MHK gegenüber Penicillin einem Konzentrationsverlauf aus, der einer Applikation von 0,6 Mega-Einheiten Penicillin entspricht, so ergibt sich eine klare Korrelation zwischen der Reduktion der Keimzahl und der minimalen Hemmkonzentration. Wenn man bei diesen Bakterien die Konzentration jeweils verdoppelt auf 1,2 und 2,4 Mega-Einheiten, verändert sich das Verhalten der Bakterien nicht. Trotz Dosiserhöhung bleibt die Reduktion der Keimzahl gleich (Abb. 5 und 6). Diese Aussage läßt sich aber nicht verallgemeinern. Wenn wir die gleiche Versuchsanordnung bei Klebsiella, Proteus mirabilis und E. coli mit einer Dosissteigerung von Ampicillin durchführen, so ergibt sich, daß sich bei den meisten Bakterien auf die höhere Dosierung auch eine entsprechend bessere Wirkung zeigt, wobei allerdings eine optimale Wirkung auch durch Höherdosierung nicht mehr verbessert werden kann. Dies bedeutet, daß ein Bereich mäßiger Empfindlichkeit für Staphylokokken und Penicillin unsinnig ist, jedoch bei gramnegativen Bakterien für Ampicillin sehr wohl eine Bedeutung haben kann.

Des öfteren ist berichtet worden, daß In-vitro-Ergebnisse mit In-vivo-Daten nicht übereinstimmen, wie in dem gezeigten Beispiel von Tierversuchen (Tab. 6) [2, 8]. Hier steht die MHK in krassem Gegensatz zu den therapeutischen Erfolgen. Auch die

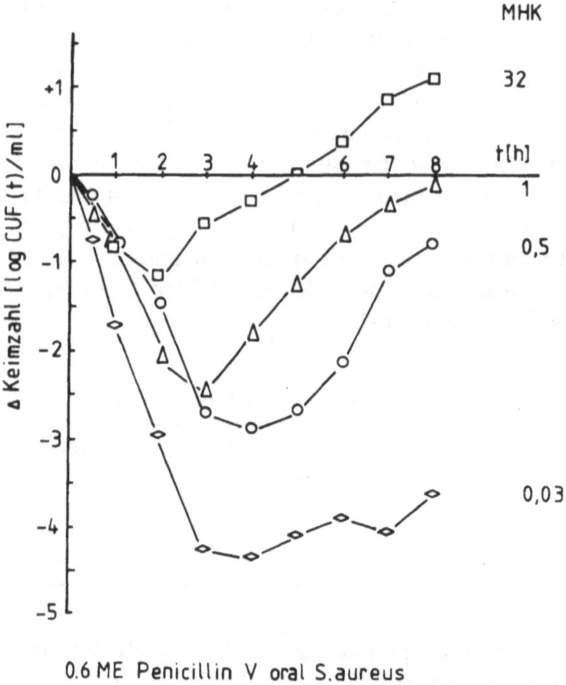

Abb. 5 Absterbekinetik von vier S. aureus-Stämmen mit unterschiedlicher MHK unter den Konzentration-Zeitbedingungen wie nach Applikation von 0,6 ME Penicillin oral (In-vitro-Modell nach Grasso)

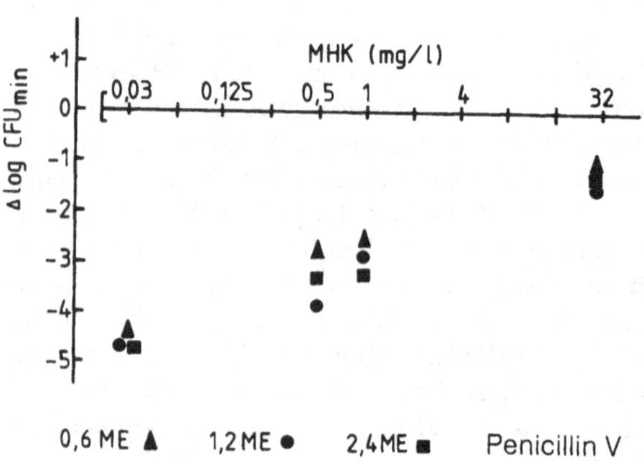

Abb. 6 Maximale Keimelimination bei unterschiedlicher Dosierung von Penicillin bei Bakterien mit verschiedener MHK: Die Dosissteigerung verbessert die Wirkung praktisch nicht.

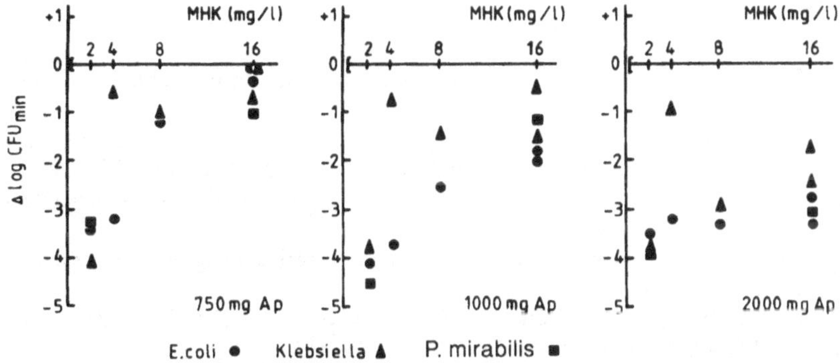

Abb. 7 Maximale Keimelimination bei unterschiedlicher Dosierung von Ampicillin bei E. coli, Klebsiella und P. mirabilis: Bei den meisten Stämmen bewirkt die Erhöhung der Dosis eine Verbesserung der Abtötung.

Untersuchungen von Helm und Mitarbeitern [3] zeigen, daß beispielsweise der Einfluß von pH-Werten und Ionen in Körperflüssigkeiten ganz andere MHK-Werte resultieren lassen, als wir sie in Nährlösungen im Labor finden. Wenn dennoch die Chemotherapie in der täglichen Praxis große Erfolge zeigt, liegt das einerseits an der hohen Qualität der Chemotherapeutika und andererseits am guten Umgang mit diesen Substanzen. Aus den gezeigten Fehlermöglichkeiten könnte man den Eindruck gewinnen, daß eine Testung fast unmöglich ist. Dies ist in dieser Form bestimmt nicht richtig, da auch der Agar-Diffusionstest bei guter Qualitätskontrolle beim größten Teil der Untersuchungen gute Ergebnisse liefern kann. Diese Ergebnisse haben ihren Sinn meistens weniger in der direkten Übertragung auf die therapeutischen Möglichkeiten bei einem einzelnen Patienten, als vielmehr in ihrer retrospektiven Auswertung, um epidemiologische Gesetzmäßigkeiten zur Ausbreitung resistenter Bakterienstämme zu erkennen und damit Problemen aus dem Weg zu gehen. Voraussetzung hierfür bleibt aber eine einwandfreie Entnahme und Verschickung des zu untersuchenden Materials, eine eindeutige Erregeridentifizierung, eine qualitätskontrollierte Empfindlichkeitsprüfung sowie eine sinnvolle Datenverarbeitung. In diesem Zusammenhang komme ich zurück auf meine einleitende Bemerkung, daß ein guter Chemotherapeut Kenntnisse über alle Aspekte der Chemotherapie braucht, um eine Substanz sinnvoll einsetzen zu können.

Tabelle 6 Differenzen in der Wirksamkeit von Antibiotika unter In-vitro- und In-vivo-Bedingungen (nach Zak et al., 1984; Goto und Kuwahara, 1976)

Antibiotikum	Mikroorganismus	MHK (mg/ml)	ED_{50}(mg/kg)
Cefoxitin	K. pneumoniae	4	240
	P. mirabilis	4	45
	P. rettgeri	4	6.5
Cefazolin	S. aureus	3.13	0.56
	P. mirabilis	50	0.18

Literatur

[1] Ellner, P. D.; Neu, H. C.: A method for interpreting minimum inhibitory concentration data. JAMA *246* (1981): 1575–1578.
[2] Goto, S.; Kuwahara, S.: In vitro and in vivo comparative evaluations of injectable cephalosporin derivatives and ampicillin. Chemotherapy *22* (1976): 286–296.
[3] Helm, B.; Stille, W.: Resistenzbestimmungen von Antibiotika in Körperflüssigkeiten. Immun. Infekt. *6* (1978): 217–222.
[4] Naumann, P.: Zum gegenwärtigen Stand einer Standardisierung der Resistenzbestimmung in Deutschland. Infection *2* (1974): 52–55.
[5] Sakai, T.; Agishi, Y; Yamaguchi, N.: Phase-1 studies on Cefotiam administered intravenously. Chemotherapy (Tokyo) *27* (1979): 181–191.
[6] Swabb, E. A.; Sugerman, A. A.; Platt, T. B.: Single dose pharmacokinetics of the monobactam aztreonam in healthy subjects. Antimicrob. Agents Chemother. *21* (1982): 944–949.
[7] Wiedemann, B.: Microbiological basis of antibiotic therapy. Infection *8* (1980): 6–14.
[8] Zak, O.; Tosch, W.; Sande, M. A.: Correlation of antibacterial activities of antibiotics in vitro and in animal models of infection. J. Antimicrobial Chemotherapy *15*, Suppl. A (1985): 273–282.

Zur Anwendung von In-vivo-Modellen in der Chemotherapie

A. Dalhoff

Zur Einschätzung der therapeutischen Wertigkeit eines neuen antimikrobiellen Chemotherapeutikums wurden unterschiedliche Theorien entwickelt, um direkt von der In-vitro-Wirksamkeit auf die In-vivo-Effektivität schließen zu können; auf einige dieser Theorien wies bereits Wiedemann (1986) hin. Die direkte Extrapolation von der In-vitro-Wirksamkeit eines Chemotherapeutikums auf dessen therapeutische Wirksamkeit setzt u. a. – trotz der Berücksichtigung der Pharmakokinetik des zu prüfenden Präparates im Makroorganismus – voraus, daß die Physiologie, Morphologie und Pathogenität eines Bakteriums unter allen Wachstumsbedingungen identisch ist. Weiterhin erfordert eine solche Extrapolation, daß keine Wechselwirkungen zwischen dem Bakterium selbst, dem Infektionsgeschehen, der Chemotherapie und dem Immunsystem vorhanden sind und daß weiterhin das Chemotherapeutikum keiner Biotransformation und auch keiner Interaktion zwischen der Pathophysiologie der bakteriellen Infektion einerseits und der Bioverfügbarkeit des Präparates andererseits unterliegt. Das historische Beispiel der Entwicklung von Prontosil (Domagk, 1935) zeigt jedoch, daß auf Grund der Biotransformation von Prontosil eine in vitro unwirksame Substanz zu einem in vivo wirksamen Präparat metabolisiert wird. Wie von Zak und Sande (1982) zusammenfassend dargestellt, läßt sich diese Liste der in vitro unwirksamen, in vivo jedoch effektiven Präparate bis heute fortschreiben. Auf die Bedeutung des Immunsystems bei der Infektabwehr und die Beeinträchtigung der körpereigenen Infektionsabwehr durch Bakterien und ihre Produkte wurde bereits im Rahmen dieses Kolloquiums eingegangen (Krasemann u. Brunner, 1984), und die Unterschiede zwischen in vitro und in vivo wachsenden Bakterien wurden von Dalhoff (1985) zusammenfassend dargestellt. Aus der letztgenannten Publikation sei lediglich der in Tabelle 1 dargestellte Aspekt der unterschiedlichen Wachstumsgeschwindigkeiten von Bakterien in vitro und in vivo (Tab. 1 a) und der durch eine verlängerte Generationszeit bedingte Wirkungsverlust von Betalaktam-Antibiotika (Tab. 1 b) herausgegriffen. So kann sich z. B. die Generationszeit von Staphylococcus aureus von 0,4 Stunden unter optimalen In-vitro-Laborbedingungen auf bis zu 24 Stunden im Osteomyelitis-Modell an der Ratte verlängern. Direkt mit der Verlängerung der Wachstumsgeschwindigkeit ist ein deutlicher Anstieg der minimalen Hemmkonzentrationen der untersuchten Betalaktam-Antibiotika verbunden, da diese Präparate in die Biosynthese der wachsenden Zellwand eingreifen.

Auf Grund der oben stichwortartig erwähnten Aspekte erscheint die Anwendung von In-vivo-Modellen zur genaueren Charakterisierung der therapeutischen Wirksamkeit eines Präparates notwendig, da sich diese nicht ausschließlich durch In-vitro-Untersuchungen ermitteln läßt.

Tabelle 1a Mittlere Generationszeiten (g) von Bakterien in vitro und in vivo (modifiziert nach Zak und Sande, 1982)

Spezies	in vitro Medium	g (h)	Gewebe-homogenat	g (h)	in vivo Modell	g (h)
E. coli	DST Oxoid	0,37	Blut (Maus)	0,5	Sepsis (Maus)	0,8 – 1,0
E. coli	MH Difco	0,35	Niere (Ratte)	0,6	Pyelonephritis (Ratte)	2,9 – 3,5
S. aureus	Isosensitest	0,40	Blut (Maus)	0,6	Sepsis (Maus)	0,77 – 1,5
S. aureus	DST Oxoid	0,40	–	–	Osteomyelitis (Ratte)	8 – 24

Tabelle 1b Abhängigkeit der In-vitro-Aktivität der Betalaktam-Antibiotika (ausgedrückt als minimale Hemmkonzentration, MHK) von der Generationszeit (g)

Spezies	g (min)	Präparat	MHK (mg/l)
E. coli	40	Cefadroxil	8
	96		32
E. coli	22	Ampicillin	2
	45		16
Proteus mirabilis	19	Ampicillin	19
	52		32

Da bereits eine umfangreiche Literatur zur Beschreibung der verschiedenartigsten Infektionsmodelle vorliegt (Sande and Zak, 1986; Keusch and Wadström, 1983; Bergeron, 1978; Sande, 1981; Acar et al., 1978, u. a. m.), sei auf diese Publikationen zur Detailinformation über die einzelnen Modelle verwiesen. Auch soll auf die nachgewiesene klinische Relevanz mancher Tiermodelle nur an zwei exemplarischen Beispielen eingegangen werden. Für die Behandlung der bakteriellen Meningitis sollten schnell bakterizid wirkende Chemotherapeutika zur Anwendung kommen. Obwohl z. B. die meisten gramnegativen Bakterien Chloramphenicol-empfindlich sind, werden nur wenige in vivo durch Chloramphenicol bakterizid geschädigt, da sich im Liquor nur bakteriostatisch, aber nicht bakterizid wirksame Konzentrationen einstellen (Cherubin et al., 1982); so wurden auch z. B. in New York mit Chloramphenicol enttäuschende Ergebnisse bei der Behandlung der gramnegativen Meningitis erhalten (Cherubin et al., 1981). Scheld und Sande (1983) bestätigen in einem Tierversuch, daß 90% der Tiere bei einer Chloramphenicoldosis, die bakterizid wirksame Liquorkonzentrationen entstehen ließ, sterile Liquores aufwiesen, wohingegen eine Dosis mit bakteriostatischen Liquorkonzentrationen in keinem der Tiere den Liquor sterilisieren konnte. Weitere Tierversuche von Sande waren wegweisend für die Entwicklung neuer Meningitis-Therapieschemata. Zweitens ließ sich schon frühzeitig zeigen, daß die Pathogenität von S. typhimurium und die Immunantwort des Makroorganismus in der Maus und im Menschen gut übereinstimmen (Webster,

1937; Rowley et al., 1964; MacKaness et al., 1966; Collins et al., 1966). Trotz der Notwendigkeit der Durchführung von In-vivo-Studien und der oben dargestellten klinischen Relevanz mancher Tiermodelle (wie z. B. einiger Meningitis- oder Endokarditismodelle) sei an dieser Stelle nur auf jene Aspekte eingegangen, die ausschließlich die spezifischen Besonderheiten tierexperimentellen Arbeitens am Beispiel einiger exemplarisch ausgewählter In-vivo-Modelle aufzeigen.

1. Speziesspezifität der bakteriellen Kolonisation

Umfangreiche qualitative und quantitative Untersuchungen über die menschliche Darmflora und deren Beeinflussung durch Nahrungsgewohnheiten wurden von Finegold et al. (1974) sowie Moore und Holdeman (1974) durchgeführt und sind in Tabelle 2 zusammenfassend dargestellt. In Abhängigkeit von der Ernährung der Probanden waren die Bacteroides-fragilis-Spezies mit einer Keimdichte von ca. 10^{10} Bakterien pro g Fäzes die am häufigsten aus den menschlichen Fäzes zu isolierenden Bakterienspezies. Insgesamt konnten aus den menschlichen Fäzes 113–220 unterschiedliche Bakterienspezies isoliert werden. Hingegen ergaben eingehende Untersuchungen von Weinstein et al. (1974), daß aus den Fäzes fleischgefütterter Ratten nur insgesamt 22 unterschiedliche Spezies isoliert werden konnten, unter denen Eubacterium spec. mit einer Zelldichte von ca. 10^7 pro g Fäzes die am häufigsten zu isolierende Spezies war. Auf diese speziesspezifischen Unterschiede der bakteriellen Darmbesiedlung wiesen u. a. bereits Smith und Crabb (1961) hin.

Diese Beispiele zeigen eindeutig, daß sowohl in der Speziesvielfalt als auch in ihrer quantitativen und qualitativen Zusammensetzung sich die physiologische Flora z. B. der Ratte einerseits und die menschlicher Probanden andererseits wesentlich unterscheidet. Somit kann eine durch die Darmflora der Ratte verursachte Peritonitis in den entsprechenden Rattenperitonitismodellen nicht die bakteriologische Situation

Tabelle 2 Bakteriologie der Stuhlflora des Menschen in Abhängigkeit von der Ernährung im Vergleich zur Fäkalflora der Ratte (Rangfolge in der Gesamtheit der isolierten Spezies /$\log_{10}$ Kolonie-bildende Einheiten)

Isolierte Spezies	Hawaii-Japaner	US-Japaner (japanische Ernährung)	US-Japaner (amerikanische Ernährung)	Ratte (Fleischdiät)
B. fragilis ss. thetaiotaomicron	6 / 10,33	1 / 10,65	4 / 10,56	N.N.
B. fragilis ss. fragilis	29 / 9,46	12 / 10,07	3 / 10,72	6 / 5,8
E. coli	37 / 9,26	14 / 10,05	32 / 9,50	9 / 5,2
S. faecalis	65 / 8,99	18 / 9,83	73 / 8,46	8 / 5,4
Spezies total	113	220	160	22

humaner Peritonitiden widerspiegeln. Andere speziesspezifische Differenzen in der natürlichen mikrobiellen Besiedlung lassen sich z. B. auch für die Mundflora (MacDonald et al., 1959; Socransky und Manganiella, 1971) und andere Körperregionen aufzeigen.

Aufgrund der Speziesspezifität der bakteriellen Kolonisation sind auch häufig immunologische Parameter sehr unterschiedlich. So bilden z. B. Kaninchen auch ohne eine Infektion sehr frühzeitig spezifische Antikörper gegenüber H. influenzae (Schneerson und Robbins, 1971), so daß eine experimentelle Meningitis in diesen Tieren schwer zu etablieren ist und, in Analogie zum unten angeführten Beispiel, H. influenzae daher zunächst als nicht tierpathogen galt (Alexander, 1965). Im Menschen jedoch fehlen in den frühen Lebensjahren spezifische Antikörper gegenüber H. influenzae (Fothergill and Wright, 1933).

2. Speziesspezifität der Pathogenität von Bakterien

Klassische Beispiele für die Wirtsspezifität von Infektionen sind M. paratuberculosis-Infektionen nur der Wiederkäuer, in denen die Bakterien auch ein ausgeprägtes Maß von Organspezifität zeigen, oder die Corynebacterium-renale-Pyelonephritis der Rinder. Am Beispiel der Pyelonephritis sei auf die Problematik der Speziesspezifität von Infektionskrankheiten in unterschiedlichen Wirten eingegangen: Bei älteren Ratten tritt eine chronische Pyelonephritis außerordentlich häufig auf (Wilens und Sproul, 1938), wohingegen die Inzidenz der chronischen, nicht-obstruktiven Pyelonephritis beim Menschen, bzw. bei nicht-humanen Primaten (Makakken) mit ca. 0,25% bzw. 0,65% angegeben wird (Robertseld, 1983). E. coli ist, neben anderen Spezies, zu den häufigsten Erregern der Pyelonephritis des Menschen zu rechnen. Aber gerade die Etablierung einer durch E. coli bedingten Pyelonephritis der Ratte war ohne Manipulation der Tiere extrem schwierig. Somit wurde E. coli als nicht-nephropathogen in Maus, Ratte, Kaninchen und Hund eingestuft. Aufgrund dieser Hypothese wurde das E. coli-Pyelonephritismodell insbesondere an der Ratte ursprünglich als ein In-vivo-Modell für die Untersuchung von infektionsbegünstigenden Wirtsfaktoren eingestuft. Die ursprünglichen Pyelonephritismodelle wurden mit dem Ziel entwickelt, pathogenetische Modelle zu etablieren. Diese Modelle wurden extensiv u. a. für das Studium der unterschiedlichsten praedisponierenden Faktoren benützt (Zusammenfassung bei Cotran, 1969). Einige dieser Modelle zur Infektbahnung wurden dann später mit zumeist nur geringen Modifikationen als Infektionsmodelle für die Chemotherapeutikaprüfung übernommen; so z. B. die vollständige oder partielle Obstruktion der Ureter, die erstmals von Lepper (1921) sowie von Guze und Beeson (1958) beschrieben wurde, oder die Hormonbehandlung nach Woods (1958). Eine Zusammenfassung der Modelle zur akuten Pyelonephritis geben Kaiser und Larsson (1982), die allein für die Ratte 64 unterschiedliche Modelle einschließlich der Bakterien- und Tierspeziesvariationen aufzählen. Jedoch ist die frühere Annahme, E. coli sei u. a. bei der Ratte nicht nierenpathogen und In-vivo-Studien verlangten daher die Anwendung infektbahnender Manipulationen, in dieser Ausschließlichkeit nicht aufrecht zu erhalten. Bereits frühe Untersuchungen von Helmholz und Beeler (1917 a,b, 1918) sowie Helmholz (1934, 1940) an Kaninchen zeigten, daß die Verursachung einer E. coli-Pyelonephritis offensichtlich ein stammspezifischer Prozeß ist, denn einige E. coli-Stämme („natural strains") aus einer Vielzahl von Isolaten unterschiedlichen Ursprungs verursachten eine Infektion, auch wenn die Mehrzahl der Isolate („laboratory strains") in diesen Tieren apathogen war. Die Pathogenität der „natural strains" ging bei fortgesetzter In-vitro-Kultivierung verloren – ein Ereignis, das wiederum auf die Unterschiede zwischen in vitro und in vivo wachsenden Bakterien hinweist.

Diese Ergebnisse wurden später von Guze und Beeson (1958) sowie Prat et al. (1963, 1965) und Rocha (1963) bestätigt. Trotz dieser, wenn auch limitierten, erfolgreichen Infektionsversuche wurde den oben zitierten Resultaten keine weitere Beachtung geschenkt. Möglicherweise haben diese Autoren intuitiv einige der unten aufgeführten Aspekte berücksichtigt. Aus unserer heutigen Sicht und dem derzeitigen Wissensstand mögen die Schwierigkeiten, eine E. coli-Pyelonephritis in der Ratte hervorzurufen, mannigfacher Natur und u. a. in folgenden Faktoren zu suchen sein: Einerseits kann durch eine ungeeignete Stammselektion entweder ein gänzlich apathogener oder ein human-, nicht aber tierpathogener Stamm selektioniert worden sein, der darüber hinaus auch differente Adhärenz-Eigenschaften an Ratten- und Humanepithelien aufweist und somit den Urogenitaltrakt der Ratte nicht kolonisieren kann. Andererseits kann die Biosynthese von Pathogenitätsfaktoren, wie z. B. Hämolysin, in Mensch und Ratte unterschiedlich ausgeprägt und/oder von unterschiedlicher Bedeutung sein. Auch die Spezifität und Intensität, mit der die „Rezeptoren" der Uroepithelialzellen des Menschen oder der Ratte mit den Adhäsinen von E. coli interagieren, kann unterschiedlich sein.

Im Wissen um und unter Beachtung dieser und anderer Aspekte ist es seit einigen Jahren möglich, in kleinen Nagetieren eine E. coli-Pyelonephritis auch ohne Manipulation der Tiere auf natürlichem Wege zu etablieren (Hagberg et al., 1983; Sommer, 1961; Anderson und Jackson, 1961; Cotran et al., 1963; Heptinstall, 1964; Fierer et al., 1971; Silverblatt, 1974; Kaijser et al., 1978; Larsson et al., 1980), so daß nunmehr E. coli doch als nephropathogen auch in Mäusen und Ratten angesehen werden muß. Diese Beispiele zeigen u. a., daß die Etablierung einer experimentellen Pyelonephritis ein spezies- und darüber hinaus stammspezifischer Prozeß ist und der „richtigen" Auswahl eines Infektionserregers eine ausschlaggebende Bedeutung zukommt. Da jedoch der Umfang der In-vivo-Versuche aus ethischen und auch praktischen Gründen limitiert sein muß, können nur jeweils die spezifischen Eigenschaften des Teststammes, nicht aber der Spezies insgesamt untersucht werden.

3. Methodenbedingte Spezifitäten von In-vivo-Modellen

Zur Etablierung einer experimentellen Peritonitis bzw. Sepsis-assoziierten Peritonitis wurden die unterschiedlichsten Modelle entwickelt (Tab. 3). All diesen Modellen ist die Benutzung von Zusatzstoffen gemeinsam. Die Benutzung solcher (Tab. 3) und anderer Mittel (wie z. B. Muzin) ist notwendig, da viele Versuchstiere einen hohen Grad von Spontanheilungen aufweisen und/oder humanpathogene Erreger, mit denen

Tabelle 3 Ausgewählte Parameter einiger Peritonitismodelle

Autor	Infektionsweg	Adjuvans	Interaktion
Onderdonk et al. (1974)	i. p.	Gelatinekapsel mit nativen Rattenfäzes, $BaSO_4$ Gelatinekapsel mit sterilen Rattenfäzes, $BaSO_4$	$BaSO_4$: Verursachung steriler Granulome; letale Peritonitiden steril. Fäzes: Verursachung von Abszessen
Kelly (1978)	Haut	Nahtmaterial Kulturmedium	Nahtmaterial: Verlängerung der Infektionsdauer
Reznikov et al. (1981)	i. p.	Kulturmedium	Thioglycolat: Reduktion der Makrophagenfunktion
Rodloff et al. (1983)	i. v.	Kulturmedium	
Shapiro u. Sacks (1982)	Haut	Kulturmedium, Nahtmaterial, $BaSO_4$, sterile Fäzes	(s. o.)
Hagen et al. (1983)	i. p.	Gelatinekapsel, Hackfleisch, Zellulosefasern	Abszeßbildung nur nach Infektion (?)

die Versuche vorgenommen werden sollen, nicht tierpathogen sind. Die unterschiedlichen Zusatzstoffe interagieren jedoch derart mit dem Makroorganismus, daß die Beurteilung der Pathogenität einzelner Bakterien sowie der therapeutischen Effektivität unterschiedlicher Präparate in den jeweiligen Modellen sehr erschwert ist. So induziert z. B. Bariumsulfat in Ratten die Bildung steriler intraperitonealer Granulome (Weinstein et al., 1974) und verursacht u. a. auch im Menschen tödliche Peritonitiden (Elmond et al., 1961; Zheutlin et al., 1952). Das Nahtmaterial verlängert die Infektionsdauer (Ilek, 1959) und Kulturmediumbestandteile wie z. B. Thioglycolat reduziert die Makrophagenfunktion (Beaker and Cample 1980; Spytalny, 1981). Oftmals müssen auch unphysiologische Infektionswege gewählt werden, um die gewünschte Infektion hervorzurufen (Tab. 3). So wird z. B. die intravenöse oder intrakutane Infektion nicht der natürliche Infektionsweg einer Peritonitis sein. Auch bei Studien zur experimentellen Pyelonephritis an der Maus muß vorrangig der unphysiologische (hämatogene) Infektionsweg gewählt werden, da eine aszendierende Pyelonephritis in der Maus, im Gegensatz zur Ratte, schwer zu etablieren ist. Zur Etablierung und Aufrechterhaltung anderer tierexperimenteller Infektionen ist die jeweilige Anwendung anderer unphysiologischer Adjuvanzien (wie z. B. Dauerherzkatheter oder kontinuierliche lokale Reizung mit Irritanzien) notwendig, um so eine tierexperimentelle Infektion mit zumeist humanpathogenen, jedoch nicht tierpathogenen Erregern hervorzurufen. Oftmals werden diese Adjuvanzien ausschließlich zur Etablierung der bakteriellen Infektion als solcher angewandt, ohne mit der Benützung der Adjuvanzien prädisponierende Faktoren widerspiegeln zu wollen. Somit sind letztlich die mit diesen In-vivo-Modellen ermittelten Daten als modellspezifisch zu charakterisieren. Bei der Bewertung und Interpretation der In-vivo-Modelle und der mit ihnen erarbeiteten Daten sollte auch diesem Aspekt Rechnung getragen werden.

4. Speziesspezifität der Pharmakokinetik

Die in Tabelle 4 aufgeführten Eliminationshalbwertzeiten der verschiedenen Substanzen in unterschiedlichen Tierspezies und im Menschen deuten an, daß die speziesspezifischen Differenzen der Pharmakokinetik für diejenigen Präparate, die vorrangig renal eliminiert werden, relativ gering sind, wohingegen die speziesspezifischen Differenzen für die Substanzen, die hauptsächlich durch Metabolisierung eliminiert werden, bedeutend sind. Jedoch lassen sich auch für die nur geringgradig metabolisierten Betalaktame speziesspezifische Unterschiede hinsichtlich der Urinwiederfindungsrate aufzeigen (Tab. 5). Obgleich z. B. Ampicillin und Carbenicillin im Menschen zu 80–90% über den Urin ausgeschieden werden, wird Ampicillin in der Ratte zu 80%, Carbenicillin jedoch nur zu 40% über die Niere eliminiert. Auch hinsichtlich der Proteinbindung lassen sich deutliche Unterschiede zwischen der Proteinbindung an menschliche Serumeiweiße einerseits und an Serumproteine der Ratte andererseits feststellen (Tab. 5).

Tabelle 4 Speziesspezifische Differenzen der Eliminationshalbwertzeiten

		Halbwertzeiten (h)						
Substanz	Elimination	Mensch	Pferd	Affe	Hund	Kaninchen	Ratte	Maus
Gentamicin	renal	1–2			1–2	1	1	0,5
Tobramycin	renal	1–2			1–2		1–2	
Cefaloridin	renal	1–2		1–2	0,5–1	0,5–1		0,5
Isoniazid	N-Azetylierung	1–4		1–2	2–3		0,5	
Antipyrin	C-Hydroxylierung	12		1–2	1–2	1	2–3	0,5
Phenylbutazon	C-Hydroxylierung	72	6	8	6	3	6	

Tabelle 5 Harnwiederfindungsraten (% der Dosis in 24 h) und Serumproteinbindung verschiedener Betalaktame und Chinolone in der Ratte und im Menschen

Präparat	Harnwiederfindung (%) Ratte	Harnwiederfindung (%) Mensch	Proteinbindung (%) Ratte	Proteinbindung (%) Mensch
Ampicillin	82	80–90	0	10
Carbenicillin	40	80–90	20	25–53
Ticarcillin	45	90–100	20	45
Azlocillin	20	40–60	10	30
Mezlocillin	15	40–60	10	30
Pefloxacin	38	59	25*	25
Norfloxacin	8	34	23	15
Ofloxacin	56	60–92	45	6–30
Ciprofloxacin	14	56	–	20–30

* Kaninchen

Wie oben erwähnt, sind die speziesspezifischen Unterschiede in der Ausscheidung der geprüften Substanzen besonders bei den Präparaten ausgeprägt, die im Makroorganismus metabolisiert werden. Da auch die modernen Chinolone metabolisiert werden, sind speziesspezifische Unterschiede in ihrer Pharmakokinetik zu erwarten. Die Metabolisierung von Pefloxacin wurde eingehend von Roquet et al. (1985) untersucht. Wie in Tab. 6 dargestellt, unterscheidet sich sowohl die insgesamt über den Urin ausgeschiedene Menge als auch das Metabolitenmuster in den unterschiedlichen Spezies sehr wesentlich. So wird im Menschen das verabreichte Pefloxacin vorrangig zu Norfloxacin und dem Pefloxacin-N-oxid verstoffwechselt, wohingegen im Urin der Mäuse Norfloxacin nicht nachgewiesen werden konnte, jedoch das Pefloxacin-Glucuronid auftrat, das wiederum beim Menschen nur in Spuren nachgewiesen wurde. Speziesspezifische Unterschiede sowohl hinsichtlich der Qualität als auch Quantität der biliären Ausscheidung von Pefloxacin ließen sich gleichfalls nachweisen (Roquet et al., 1982).

Die Speziesspezifität der Urinausscheidung von Norfloxacin wurde von Murayama (1981) und die des Metabolismus von Nagatsu et al. (1981) sowie Ozaki et. al. (1981) untersucht. Wiederum zeigen sich deutlich speziesspezifische Unterschiede in den prozentualen Anteilen der Harnwiederfindungsraten sowohl des nicht-verstoffwechselten Norfloxacin als auch seiner Metaboliten. So läßt sich z. B. der Metabolit M 6 (Methylesterkonjugat der Carboxylsäure des Norfloxacin) ausschließlich in Ratten nachweisen; seine renale Ausscheidung beträgt ca. 0,3% der verabreichten Dosis, wohingegen die biliäre Ausscheidung ca. 16,3fach höher ist. Auch die Metaboliten M 2 bzw. M 3 – der Metabolit M 2 wird bei der Ratte und dem Hund in den Metaboliten M 3 umgewandelt, analoge Angaben für den Menschen liegen nicht vor – konnten nur aus den Fäzes der Ratte und des Hundes isoliert werden, während dieser Metabolit beim Menschen auch im Urin nachweisbar war.

Die mittels HPLC nachgewiesene Menge nicht-metabolisierten Ofloxacins im 24-Stunden-Urin betrug im Hund 38,5% und im Affen 36,4%. Nach Verabreichung von radioaktiv markiertem Ofloxacin betrugen die Wiederfindungsraten der Gesamtradioaktivität im Harn (d. h. der Gesamtmenge der applizierten Substanz und ihrer Metaboliten) im Hund 53,7% und im Affen 71,9% der verabreichten Dosis (Okazaki et al., 1984). Diese methodenbedingten Unterschiede in der Harnwiederfindungsrate weisen auf eine hohe Metabolisierungsrate von Ofloxacin in den erwähnten Spezies hin. Aus der publizierten Literatur lassen sich keine Angaben über die in 24 Stunden ausgeschiedenen Mengen der Biotransformationsprodukte in den einzelnen Spezies entnehmen; jedoch deuten die oben erwähnten diskrepanten Daten nach HPLC- bzw. Radioaktivitätsanalyse an, daß die Metabolisierung in den untersuchten Tierspezies innerhalb von 24 Stunden ca. 35% der applizierten Dosis beitragen könnte.

Die Untersuchungen von Sugo et al. (1984) zeigen, daß bereits in den ersten 2 bzw. 4 Stunden nach Applikation radioaktiven Ofloxacins an Hund und Affe ein beträchtlicher Anteil der applizierten Dosis als Ofloxacin-Metaboliten im Urin wiedergefunden werden können. Beim Affen treten die beiden Metaboliten (Desmethyl-Ofloxacin und Ofloxacin-N-oxid) bereits in den ersten 4 Stunden nach Applikation zu ca. 17% im Urin auf (Tab. 6). Dagegen wurden beim Menschen (nach Herstellerangaben) ca. 90% der applizierten Dosis als „mikrobiologisch aktive Substanz" im Urin wiedergefunden, woran die beiden Metaboliten Desmethyl-Ofloxacin und Ofloxacin-N-oxyd zusammen einen Anteil von 2,5% haben (Tarivid®, Wissenschaftliche Monographie, Sept. 85/016). Beim Menschen wurden bislang 3 Ofloxacin-Metaboliten identifiziert: das Glucuronid, das bei den untersuchten Tierspezies auch im Urin auftrat, wurde nur in der Galle nachgewiesen (Tanimura et al., 1983; Inoue und Asonuma, 1984), und die beiden oben erwähnten Metaboliten wurden aus dem Urin isoliert. Da beim Menschen die Ofloxacin-Wiederfindungsrate im Urin in den ersten 24 Stunden nach Nüchterngabe zwischen 67,4% und 91,9% bzw. nach Nahrungsaufnahme zwischen 64,9% und 92% (bis 101%) schwankt (Verho et al., 1986), könnte auch beim Menschen entweder die Metabolisierung von Ofloxacin 35–8% betragen und/oder die Substanz extrarenal ausgeschieden werden (eine Absorptionsrate von 100% und normale Nierenfunktion vorausgesetzt).

Nach Verabreichung von radioaktiv markiertem Ciprofloxacin sowohl an menschliche Probanden als auch an Versuchstiere, wurden ebenfalls deutliche speziesspezifische Unterschiede in den Harnwiederfindungsraten ermittelt. Beim Menschen trugen die Metaboliten zu ca. 11% zur Harnausscheidung bei. Bei der Ratte konnten knapp 9% der applizierten Dosis als nicht-verstoffwechseltes Ciprofloxacin identifiziert werden, und weitere 5,1% der verabreichten Dosis wurden als das N-Glucuronid des Ciprofloxacin charakterisiert, das beim Menschen nicht nachweisbar war. Bei Affen hingegen konnten im Harn 2 Metabolite identifiziert werden, von denen der Metabolit M 3 zu ca. 6–7,3% und der Metabolit M 1 zu ca. 6–1,5% der Dosis zur Urinausscheidung beitrug.

Aufgrund der sehr unterschiedlichen renalen Eliminationsraten und Metabolisierungswege im Menschen einerseits und in Versuchstieren andererseits, nimmt es kaum Wunder, daß vergleichende In-vivo-Studien (z. B. am Modell der experimentellen Pyelonephritis) zur Ermittlung der therapeutischen Effektivität verschiedener Chemotherapeutika zu schwer interpretierbaren Aussagen führen, selbst wenn die Pharmakokinetik der untersuchten Präparate parallel zur Untersuchung ihrer Effektivität ermittelt wird. Jedoch muß an dieser Stelle festgestellt werden, daß relativ viele tierexperimentelle Studien ausschließlich mit dem Ziel der Ermittlung der In-vivo-Effektivität der zu untersuchenden Chemotherapeutika angelegt werden und im Prüfdesign die Kontrolle der Pharmakokinetik der Präparate nicht berücksichtigt wird.

Ebenso sind experimentelle Untersuchungen zur biliären Exkretion von Chemotherapeutika und deren Biotransformation wegen der Speziesspezifität in der Qualität und Quantität der biliären Ausscheidung und Metabolisierung sehr erschwert, wie bereits oben angedeutet. So wurde z. B. die Abhängigkeit der biliären Exkretion von 16 organischen Anionen von deren Molekulargewicht (Gewichtsbereich zwischen 355 und 752) in Ratten, Meerschweinchen und Kaninchen untersucht. In der Ratte wurden alle Substanzen zu 22–90% der applizierten Dosis biliär ausgeschieden; im Meerschweinchen wurden vier Substanzen mit einem Molekulargewicht von 355–403 zu 7–16%, vier mit einem Molekulargewicht von 407–465 zu 25–44% und 8 Substanzen mit einem Molekulargewicht von 479–752 zu 40–100% der applizierten Dosis biliär ausgeschieden. Im Kaninchen wurden die Anionen mit einem Moleku-

Tabelle 6 Speziesspezifität der renalen Ausscheidung und Metabolisierung verschiedener Chinolone nach oraler Verabreichung (% der applizierten Dosis)

Spezies	Maus	Ratte	Kaninchen	Hund	Affe	Mensch
Pefloxacin (Dosis)	50 mg/kg 0–48 h	25 mg/kg 0–48 h	50 mg/kg 0–48 h	10 mg/kg 0–48 h		0,8 g/Proband 0–72 h
Pefloxacin	16,5	6,6	3,6	4,9		9,3
Norfloxacin	NN	6,4	22,5	4,5		20,2
Pf-glucuronid	8,8	14,7	NN	14,9		Spuren
Pf-N-oxid	4,3	10,1	5,0	12,3		23,2
Oxonorfloxacin	NN	Spuren	2,8	Spuren		5,4
Oxopefloxacin	Spuren	Spuren	4,7	Spuren		0,75
Total	29,5	37,8	38,7	36,3		58,9
Norfloxacin (Dosis)	50 mg/kg 0–24 h	50 mg/kg 0–24 h	50 mg/kg 0–24 h	25 mg/kg 0–24 h	25 mg/kg 0–24 h	200 mg/Proband 0–24 h
Norfloxacin	5,1	6,24	3,5	14,04	13,86	26,6
Konjugat	NU	0,11	NU	0,25	NN	NU
M 1	NU	1,14	NU	0,13	1,65	5,1
M 2	NU	NN	NU	NN	NN	1,5
M 3	NU	NU	NU	NU	NU	0,4
M 4 (1,2)	NU	0,31	NU	0,07	0,48	0,5
M 5	NU	0,11	NU	0,27	0,51	0,7
M 6	NU	0,29	NU	NN	NN	NN
Total		8,10		14,76	16,50	33,8

(Fortsetzung der Tabelle nebenstehend)

largewicht von 355–465 nur zu 1–8%, zwei Substanzen mit einem Molekulargewicht von 479–495 zu 24 und 22% und sechs Substanzen mit einem Molekulargewicht von 505–752 zu 31–94% der Dosis biliär ausgeschieden (Hirom et al., 1972).

An einem Einzelbeispiel seien die speziesspezifischen Unterschiede der biliären Exkretion verdeutlicht: Phenolphthalein-Glucuronid (Molekulargewicht 495) wird in der Ratte zu 82%, im Meerschweinchen zu 44% und im Kaninchen zu 22% über die Galle ausgeschieden. Diese Beispiele zeigen, daß die Molekulargewichtsausschlußgröße für eine biliäre Exkretion in speziesspezifischer Weise unterschiedlich ist.

Speziesspezifische Unterschiede wurden auch hinsichtlich der Penetration von entweder lipophilen oder hydrophilen Substanzen durch epitheliale Oberflächen ermittelt. Nach intratrachealer Injektion sowie Aerosolapplikation von entweder fettunlöslichen Substanzen (wie z. B. Benzylpenicillin) oder fettlöslichen Substanzen (wie z. B. Salizylsäure) an Maus, Ratte und Kaninchen wurden die fettlöslichen Substanzen in diesen 3 Tierspezies gleichermaßen gut absorbiert. Deutliche speziesspezifische

Spezies	Maus	Ratte	Kaninchen	Hund	Affe	Mensch
Ofloxacin (Dosis)		20 mg/kg		20 mg/kg	20 mg/kg	100 – 400 mg/ Proband
		0 – 24 h		0 – 2 h	0 – 4 h	0 – 48 h
Ofloxacin		85,2		85,4	69,6	ca. 87,5
M 1 Ester glucuronid		7,6		3,1	1,2	NN
M 3 N.desmethyl		4,6 *		4,9 *	3,8 *	2,5 (M 3 + M 4)
M 4 N.oxid		1,8		5,3	12,9	
PM Polar		0,8		1,3	12,4	
Ciprofloxacin (Dosis)		25 mg/kg			30 mg/kg	250 mg/Proband
		0 – 48 h			0 – 48 h	0 – 48 h
Ciprofloxacin		8,7			14,7 – 17,6	44,5
Glucuronid		5,1			NN	NN
M 1 Desethyl		NU			0,6 – 1,5	1,3
M 2 Sulfo		NU			NU	3,7
M 3 Oxo		NU			6,0 – 7,3	6,2
M 4 Formyl		NU			NU	NU
Total		14,5			29,4	55,7

NN = nicht nachweisbar
NU = nicht untersucht
* Die Gesamtradioaktivität in der jeweiligen Harnfraktion wurde 100% gleichgesetzt, ohne die anteilige Ausscheidung in Prozent der Gesamtdosis zu berücksichtigen.

Unterschiede traten jedoch bei den fettunlöslichen Substanzen auf, die in der Maus 2,5mal schneller als in der Ratte und in der Ratte wiederum 2,5mal schneller als im Kaninchen absorbiert wurden. Die Autoren folgern, daß die Art der Lipide der Lungenmembranen der 3 Tierspezies nicht unterschiedlich sind, jedoch die Porosität der Lungenmembranen in speziesspezifischer Weise differiert und somit die Absorptionsgeschwindigkeit beeinflußt (Schanker et al., 1986). Speziesspezifische Unterschiede wurden auch für die Absorption von Ampicillin (nach rektaler Applikation) über die Darmmukosa von Ratten oder Kaninchen beschrieben (Yata et al., 1985).

Neben den wesentlichen Differenzen in den Metabolisierungswegen und/oder Metabolisierungsraten sowie den qualitativen und quantitativen Unterschieden der renalen und/oder biliären Elimination ist auch die Plasmakinetik der untersuchten Substanzen im Menschen einerseits und den unterschiedlichen Tierspezies andererseits sehr unterschiedlich. Es ist allgemein akzeptiert, daß in kleinen Nagetieren die Plasmakonzentrationen sehr schnell abfallen; so betragen z. B. die Plasmahalbwertzeiten von Penicillin G, Ticarcillin und Gentamicin in Mäusen 15 Minuten, 16 – 20 Minuten bzw. 22 Minuten (Gerber et al., 1982, 1983). Im Menschen jedoch betragen die Halbwertzeiten für diese Substanzen 0,5, 1,2 und 2 Stunden (Parry u. Pencoast,

1984; Ristuccia, 1984). Die Konsequenzen der spezifischen Kinetik von Chemotherapeutika in Versuchstieren auf die therapeutische Effektivität der Präparate wurden eingehend u. a. von Eagle et al. (1953), Merrikin u. Rolinson (1979) und Gerber et al. (1984, 1985, 1986) untersucht. Daher sei an dieser Stelle auf dieses Thema nicht vertiefend eingegangen. Es seien lediglich stellvertretend einige Ergebnisse von Eagle et al. (1950) zitiert (Tab. 7 a), die zeigen, daß erstens die Mehrfachapplikation im Vergleich zu einer einmaligen Gabe des Präparates trotz einer geringeren Gesamtdosis effektiver ist; zweitens – so folgern Eagle et al. (1950) – verändert eine Mehrfachapplikation die Kinetik derart, daß die Plasmakonzentrationen über einen längeren Zeitraum die MHK-Werte der Infektionserreger übersteigen und somit eine längere Halbwertzeit vortäuschen als nach Einmalapplikation, da nach Einmalapplikation in der Kleinnager-spezifischen Weise die Plasmakonzentrationen mit einer kurzen Halbwertzeit sehr schnell in Sub-MHK-Bereiche abfallen. Übereinstimmend berichten auch Merrikin und Rolinson (1979), daß eine Mehrfachapplikation unter den geprüften Bedingungen effektiver ist als eine einmalige Antibiotikagabe. Diese Daten zeigen jedoch eindeutig, daß während des gesamten Versuchszeitraums subinhibitorische Plasmakonzentrationen dennoch therapeutisch wirksam waren. Dieses Beispiel unterstreicht die einleitende Feststellung, daß eine Korrelation von In-vitro-Sensibilitätsdaten zur Pharmakokinetik des betreffenden Präparates nicht notwendigerweise einen Rückschluß auf die In-vivo-Effektivität des Chemotherapeutikums zuläßt.

Tabelle 7a Einfluß des Applikationsschemas auf die therapeutische Effektivität von Penicillin G auf eine intramuskuläre Infektion der Maus (modifiziert nach Eagle et al., 1950)

Bakterium	Kurative Gesamtdosis (mg/kg)		Zeitspanne (h) der supra-MHK-Serumkonzentrationen	
	Einmal-Applikation	Mehrfach-Applikation	Einmal-Applikation	Mehrfach-Applikation
S. pneumoniae	37,5	0,8	2,2	3,5
β-hämolysierende Streptokokken	22,0	0,4	2,6	2,4

Tabelle 7b Einfluß des Applikationsschemas auf die therapeutische Effektivität von Penicillin G auf eine intraperitoneale Infektion der Maus (modifiziert nach Merrikin und Rolinson, 1979)

Bakterium	Kurative Gesamtdosis (mg/kg)		Verhältnis max. Serumkonzentration/MHK	
	Einmal-Applikation	Mehrfach-Applikation	Einmal-Applikation	Mehrfach-Applikation
Staph. aureus	0,25	0,08	3,0	<0,3
E. coli	80,00	57,60	2,3	0,44

Die nach Einfach- bzw. Mehrfachapplikation erhaltenen differenten Therapieergebnisse deuten an, daß weniger die insgesamt verabreichte Substanzmenge als vielmehr die Veränderung der Pharmakokinetik eines Chemotherapeutikums in dem Versuchstier wesentlich die therapeutische Wirksamkeit der Prüfpräparate beeinflußt. Somit kann nicht notwendigerweise davon ausgegangen werden, daß die unterschiedliche Serumkinetik im Menschen einerseits und in kleinen Nagetieren andererseits bereits durch die Verabreichung einer entsprechend größeren Substanzmenge ausgeglichen werden kann. Vielmehr müssen die spezifischen pharmakokinetischen Parameter (wie z. B. Verteilungs- und Eliminationshalbwertzeit) des zu untersuchenden Präparates im Serum sowie die Fläche unter der Serumspiegelkurve, Ausscheidungswege etc. genau analysiert und auch die Applikationsweise den speziesspezifischen Differenzen in der Kinetik angepaßt werden. Die in Abbildung 1 dargestellten Serumkonzentration/Zeitverläufe veranschaulichen dieses Problem. Die maximalen Plasmakonzentrationen von Ticarcillin im Menschen während der ersten zwei Stunden nach Injektion von ca. 143 mg/kg Körpergewicht lassen sich zwar im Kaninchen nach Verabreichung einer ca. 3,5fach höheren Dosis gleichfalls erreichen, jedoch ist die Elimination aus dem Serum und die renale Ausscheidung im Kaninchen dosisunabhängig und wesentlich schneller als im Menschen. Aufgrund der geringen Plasmahalbwertzeit sinken somit die Plasmakonzentrationen auch nach Verabreichung hoher Dosen

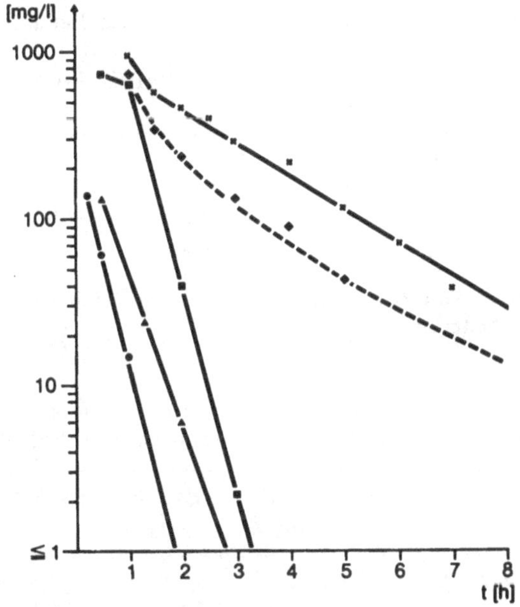

Abb. 1 Ticarcillin-Serumkonzentrationen in gesunden Probanden (x, Dosis 10 g infundiert in 1 h; modifiziert nach Simon, C. et al.: Dtsch. med. Wschr. *99*: 2460–2464, 1974) und in Kaninchen nach i.v.-Injektion von 50 mg/kg (●), 150 mg/kg (▲), 500 mg/kg (■) sowie 1stündiger Infusion von 300 mg/kg (◆) nach einer 2tägigen oralen Vorbehandlung mit Probenecid 1500 mg/Tag (modifiziert nach Rosin, H.: Adv. Clin. Pharmacol. *10*: 50–53, 1976)

schnell in subtherapeutische Konzentrationsbereiche ab, wohingegen beim Menschen therapeutisch effektive Konzentrationen im Plasma länger aufrechterhalten werden. Nur die 2tägige Vorbehandlung der Kaninchen mit 1,5 g Probenecid/Tag und eine nachfolgende Injektion von 300 mg Ticarcillin/kg Körpergewicht bewirken eine ungefähre Annäherung der Serumkonzentration im Kaninchen auch in ihrem Zeitverlauf an die Ticarcillin-Serumkinetik im Menschen – allerdings unter Veränderung der renalen Ausscheidung. Gerber et al. (1986) haben den Einfluß der Pharmakokinetik auf die therapeutische Effektivität von Betalaktamen und Aminoglykosiden an Mäusen vergleichend untersucht, indem sie die Plasmakinetik eines jeden Präparates entweder nagerspezifisch beließen (d. h. hohe Initialspiegel, aber schnell abfallende Plasmakonzentrationen) oder sie (durch Mehrfachapplikation) derjenigen im Menschen anglichen. In diesen Versuchen fanden die Autoren, daß eine unterbliebene Adaption der Kinetik an Humanverhältnisse die therapeutische Effektivität der Betalaktame unterbewertet und die der Aminoglykoside überbewertet. So wurde z. B. Carbenicillin im Rahmen der In-vivo-Screeningversuche aufgrund des falschen Ap-

Tabelle 8a Therapeutische Wirksamkeit verschiedener Penicilline gegenüber P. aeruginosa Testmodell: Meningitis am Kaninchen; Dosis der Präparate: Initiale Bolusinjektion von 12,8 mg/kg Körpergewicht, gefolgt von einer kontinuierlichen Infusion von 80 mg/kg/h über insgesamt 8 h; die nach 2 h erreichten Steady-state-Konzentrationen sind in der Tabelle angegeben (modifiziert nach Scheld et al., 1980)

Präparat	Serum (mg/l)	CSF (mg/l)	MBK (mg/l)	CSF/MBK	Effekt*
Carbenicillin	73,2 ± 30,1	6,7 ± 3,7	64	0,10	– 0,63 ± 0,87
Ticarcillin	82,9 ± 20,7	7,8 ± 2,7	16	0,49	– 1,09 ± 0,60
Piperacillin	48,6 ± 15,0	8,1 ± 6,1	4	2,02	– 0,91 ± 0,64
Azlocillin	248,2 ± 58,9	30,0 ± 13,0	4	7,50	– 1,76 ± 0,71

* Reduktion der Bakterienzellzahlen im Vergleich zu den therapiefreien Kontrollen 8 h nach Therapie ($\log_{10}$ koloniebildende Einheiten/ml)

Tabelle 8b In vivo-Effektivität verschiedener Penicilline gegenüber P. aeruginosa Testmodell: Granuloma-pouch an der Ratte (modifiziert nach Dalhoff, 1980)

Präparat	Dosis (mg, i.v.)	Serum (mg/l)	Exsudat (mg/l)	MHK (mg/l)	Exsudat / MHK	Effekt*
Carbenicillin	4 × 100	39,0 ± 6,2	12,0 ± 3,7	64	0,20	– 1,87 ± 0,49
	4 × 50	20,3 ± 5,3	6,5 ± 2,4	64	0,10	– 0,14 ± 0,44
Ticarcillin	4 × 50	19,2 ± 3,2	7,8 ± 2,8	32	0,24	– 0,84 ± 0,32
Piperacillin	4 × 50	8,7 ± 2,7	1,6 ± 0,9	8	0,20	– 1,49 ± 0,88
Azlocillin	4 × 50	8,5 ± 3,3	1,7 ± 0,3	8	0,20	– 3,10 ± 0,52

* Reduktion der Bakterienzellzahlen 18 h nach der Therapie im Vergleich zu den therapiefreien Kontrollen ($\log_{10}$ koloniebildende Einheiten/ml)

plikationsschemas als ineffektiv befunden (Rolinson, 1980) und zum damaligen Zeitpunkt lediglich auf der Basis der In-vitro-Resultate und der Humanpharmakologie in die klinische Prüfung eingeführt. Später, unter Beachtung eines relevanteren Applikationsschemas (z. B. steady-state Infusion oder Mehrfachapplikation), durchgeführte In-vivo-Versuche bestätigten retrospektiv die In-vivo-Effektivität von Carbenicillin auch im Tierversuch und wiesen gleichfalls die verbesserte Wirksamkeit der neueren Penicilline nach (Tab. 8 a, b).

Zusammenfassung

1. Ein Tierversuchsmodell bleibt trotz mancher Analogien mit einer klinischen Situation ein Modell, mit allen seinen Spezifitäten und Limitationen.

2. Speziesspezifische Unterschiede bestehen hinsichtlich der Pharmakokinetik und Biokonversion von Chemotherapeutika innerhalb unterschiedlicher Tierarten einerseits und zwischen diesen Tierarten und dem Menschen andererseits, so daß bei hinreichender Definition der Versuchsbedingungen und Adaptation des Modells an die jeweilige Zielgröße zwar die In-vivo-Effektivitäten von Prüfpräparaten vergleichend innerhalb eines Modelles untersucht werden können, die Ergebnisse aber nicht notwendigerweise von einer Spezies auf die andere übertragbar sein müssen.

3. Speziesspezifische Unterschiede treten sowohl in der Bakterienbesiedelung des Makroorganismus als auch in der Pathogenität von Bakterien in verschiedenen Tierspezies und im Menschen auf, so daß letztlich die erarbeiteten Ergebnisse eine Schlußfolgerung nur für die jeweils geprüften Bedingungen zulassen.

4. Tierexperimentelle Studien für die Wertermittlung eines Chemotherapeutikums sind notwendig, da die vielfältigen Interaktionen zwischen Mikroorganismus, Makroorganismus und Chemotherapeutikum sowie die Differenzen zwischen in vitro und in vivo wachsenden Bakterien durch In-vitro-Versuche allein nicht untersuchbar sind.

Literatur

Alexander, H. E.: The Haemophilus group. In: Dubos, R. J.; Hirsch, J. G. (Eds.): Bacterial and mycotic infections in man. 4th Ed. J. B. Lippincott, Philadelphia, pp. 734–736 (1965)

Acar, J. et al. (Eds.): Symposium on tissue penetration of antibiotics. Scand. J. Infect. Dis. (Suppl.) *14:* 5–315 (1978)

Almond, C. H.; Cochran, D. Q.; Shucart, W. A.: Comparative study of the effects of various radiographic contrast media on the peritoneal cavity. Ann. Surg. *154* (Suppl.): 219–223 (1961)

Anderson, B. R.; Jackson, G. G.: Pyelitis, an important factor in the pathogenesis of retrograde pyelonephritis. J. Exp. Med. *114:* 375–379 (1961)

Baker, L. A.; Campbell, P. A.: Thioglycollate medium decreases resistance to bacterial infections in mice. Infect. Immun. *27:* 455–460 (1980)

Bergeron, M. G.: A review of models for the therapy of experimental infections. Scand. J. Infect. Dis. (Suppl.) *14:* 189–206 (1978)

Cherubin, C. E. et al.: Listeria and gram negative boullary meningitis in New York City, 1972–1979. Frequent causes of meningitis in adults. Am. J. Med. *71:* 199–203 (1981)

Cherubin, C. E. et al.: Treatment of gram negative boullary meningitis: role of the new cefalosporin antibiotics. Rev. Infect. Disl. *4:* 453–464 (1982)

Collins, F. M.; MacKaness, G. B.; Blanden, R. V.: Infection-immunity in experimental salmonellosis. J. Exp. Med. *124:* 601–619 (1966)

Cotran, R. S.: Experimental pyelonephritis. In: Rouiller, C.; Müller, A. F. (Eds.): The Kidney: morphology, biochemistry, physiology. Vol. II. Academic Press, New York, pp. 269–361 (1969)

Cotran, R. S. et al.: Retrograde Proteus pyelonephritis in rats. Bacteriologic, pathologic and fluorescentantibody studies. Am. J., Pathol. *43:* 1–12 (1963)

Dalhoff, A.: Moderne Chemotherapie in der Praxis. Kongress für Ärztliche Fortbildung (1980)

Dalhoff, A.: Differences between bacteria grown in vitro and in vivo. J. Antimicrob. Chemoth. *15* (Suppl. A): 175–185 (1985)

Domagk, G.: Ein Beitrag zur Chemotherapie der bakteriellen Infektionen. Dtsch. med. Wschr. *61* (1935)

Eagle, H.; Fleischman, R.; Musselman, A. D.: Effect of schedule of administration on the therapeutic efficacy on the aggregate time penicillins remain at effectively bactericidal levels. Am. J., Med. *9:* 280–299 (1950)

Eagle, H.; Fleischman, R.; Musselman, A. D.: The bactericidal action of penicillin in vivo; the participation of the host, and the slow recovery of the surviving organismus. Ann. Int. Med. *33:* 544–571 (1950)

Elek, S. D.: Staphylococcus pyogenes and its relation to disease. Livingstone, Edinburgh (1959)

Fierer, J.; Talner, L.; Braude, A. J.: Bacteremia in the pathogenesis of retrograde E. coli pyelonephritis in the rat. Am. J. Pathol. *64:* 553–555 (1971)

Finegold, S. M.; Attebery, H. R.; Sutter, V. L.: Effect of diet on human fecal flora: comparison of Japanese and American diets. Am. J. Clin. Nutr. *27:* 1456–1469 (1974)

Fothergill, L. D.; Wright, J.: Influenzae meningitis. The relations of age incidence to the bactericidal power of blood against the causal organism. J. Immunol. *24:* 273–284 (1933)

Gerber, A. U.; Bundtzen, R. W.; Craig, W. A.: Effect of dosing regimens on the activity of antimicrobial agents in an in vivo model; In: Periti, P.; Grassi, G. (Eds.): Current chemotherapy and immunotherapy, Vol. 1. American Society for Microbiology, Washington, pp. 124–126 (1982)

Gerber, A. U. et al.: Selection of aminoglycoside resistant subpopulations of Pseudomonas aeruginosa in an in vivo model. J. Infect. Dis. *146:* 691–697 (1982)

Gerber, A. U. et al.: Impact of dosing intervals on activity of gentamicin and ticarcillin against Pseudomonas aeruginosa in granulocytopenic mice. J. Infect. Dis. *147:* 910–917 (1983)

Gerber, A. U. et al.: Antibiotic therapy of infections due to Pseudomonas aeruginosa in normal and granulocytopenic mice: comparison of murine and human pharmacokinetics. J. Infect. Dis. *153:* 90–97 (1986)

Guze, L. B.; Beeson, P. B.: Experimental pyelonephritis. II. Effect of partial ureteral obstruction on the course of bacterial infection in the kidney of the rat and the rabbit. Yale J. Biol. Med. *30:* 315–319 (1958)

Hagberg, L. et al.: Ascending unobstructed urinary tract infection in mice. A model for the study of bacterial attachment. In: Keusch, G.; Wadström, T. (Eds.): Experimental bacterial and parasitic infections. Elsevier Biomedical, New York, pp. 119–124 (1983)

Hagen, J. C.; Wood, W. S.; Hashimoto, T.: Experimental intraabdominal abscess formation by Escherichia coli and Bacteroides fragilis. Eur. J. Clin. Microbiol. *2:* 43–49 (1983)

Helmholz, H. F.; Beeler, C.: Experimental pyelitis in the rabbit. J. Am. Med. Assoc. *69:* 898–901 (1917 a)

Helmholz, H. F.; Beeler, C.: Focal lesions produced in the rabbit by colon bacilli from pyelocystitis cases. Am. J. Dis. Child. *29:* 497–505 (1917 b)

Helmholz, H. F.; Beeler, C.: Experimental pyelitis in the rabbit. J. Urol. *2:* 395 (1918)

Helmholz, H. F.: Experimental studies in urinary infections of the bacillary type. J. Urol. *31:* 173 (1934)

Helmholz, H. F.: Use of sulfathiazole as a urinary antiseptic. Proc. Staff Meetings Mayo Clinic *15:* 651 (1940)

Heptinstall, R. H.: Experimental pyelonephritis. Bacteriological and morphological studies on the ascending route of infection in the rat. Nephron *1:* 73–92 (1964)

Hirom, P. C. et al.: Species variations in the threshold molecular weight factor for the biliary excretion of organic anions. Biochem. J. *129:* 1071 (1972)

Keusch, G.; Wadström, T. (Eds.): Experimental bacterial and parasitic infections. Elsevier Biomedical, New York (1983)

Kaijser, B.; Larsson, P.; Olling, S.: Protection against ascending Escherichia coli pyelonephritis in rats and significance of local immunity. Infect. Immun. *20:* 78–81 (1978)

Kaijser, B.; Larsson, P.: Experimental acute pyelonephritis caused by enterobacteria in animals. A review. J. Urol. *127:* 786–790 (1982)

Krasemann, C.; Brunner, H. (Eds.): Infektiologisches Kolloquium 2: Der abwehrgeschwächte Patient. De Gruyter, Berlin (1984)

Larsson, P.; Kaijser, B.; Mattsby-Baltzer, J.: An experimental model for ascending acute pyelonephritis caused by Escherichia coli or Proteus in rats. J. Clin. Pathol. *33:* 408–411 (1980)

Lepper, M. H.: The production of coliform infection in the urinary tract of rabbits. J. Pathol. Bacteriol. *24:* 192–204 (1921)

MacDonald, J. B.; Socransky, S. S.; Sawyer, S.: A survey of the bacterial flora of the periodontium in the rice rat. Arch. Oral. Biol. *1:* 1–7 (1959)

MacKaness, G. B.; Blanden; R. V.; Collins, F. M.: Host-parasite relations in mouse typhoid. J. Exp. Med. *124:* 573–583 (1966)

Merrikin, D.; Robinson, G. M.: Antibiotic levels in experimentally infected mice in relation to therapeutic effect and antibacterial activity in vitro. J. Antimicrob. Chemother. *5:* 423–429 (1979)

Moore, W. E. C.; Holdeman, L. V.: Human fecal flora: the normal flora of 20 Japanese-Hawaiians. Appl. Microbiol. *27:* 961–979 (1974)

Murayama, S. et al.: Studies on absorption, distribution and excretion of AM-715 in animals by bioassay method. Chemotherapy (Tokyo) *29* (Suppl. 4): 98–104 (1981)

Nagatsu, Y.; Endo, K.; Irikura, T.: Studies on the fate of ^{14}C labelled AM-715. Chemotherapy (Tokyo) *29* (Suppl. 4): 105–118 (1981 a)

Nagatsu, Y.; Endo, K.; Irikura, T.: Studies on the metabolism of ^{14}C labelled AM-715. Chemotherapy (Tokyo) *29* (Suppl. 4): 119–127 (1981 b)

Okazaki, O. et al.: Metabolic disposition of DL-8280. The second report: absorption, distribution and excretion of ^{14}C-DL-8280 in various animal species. Chemotherapy (Tokyo) *32* (Suppl. 1): 1179–1202 (1984)

Parry, M. F.; Pancoast, S. J.: Antipseudomonal penicillins. In: Ristuccia, A. M.; Cunha, B. A. (Eds.): Antimicrobial therapy. Raven Press, New York, pp. 197–207 (1984)

Prat, V.; Hatala, M.; Bewsova, D.: The influence of experimental hypertension on the resistance of kidneys to haematogenous E. coli infection in the rabbit. Cor Vasa *5:* 211–219 (1963)

Prat, V. et al.: Pathogenicity of various strains of Escherichia coli for the intact rabbit kidney and the effect of repeated passage on renal tissue. In: Kass, E. H. (Ed.): Progress in Pyelonephritis. Davis, Philadelphia, pp. 135–146 (1965)

Ristuccia, A. M.: Aminoglycosides. In: Ristuccia, A. M.; Cunha, B. A. (Eds.): Antimicrobial therapy. Raven Press, New York, pp. 305–328 (1984)

Roberts, J. N.; Koack, B.; Dominique, G. J.: Pathogenesis of pyelonephritis. In: Keusch, G.; Wadström, T. (Eds.): Experimental bacterial and parasitic Infections. Elsevier Biomedical, New York, pp. 125–128 (1983)

Rocha, H.: Experimental pyelonephritis. Characteristics of the infection in dogs. Yale J. Biol. Med. *36:* 183–190 (1963)

Rodloff, A. C.; Hahn, H.: Synergistic lethality in experimental infections with Escherichia coli and Bacteroides fragilis. Zbl. Bakt. Hyg. A. *258:* 112–119 (1984)

Rolinson, G. N.: Diskussionsbeitrag anläßlich des Symposiums „Rational parameters of antibiotic treatment". (Lode, H. et al., Eds.). Infection *8* (Suppl. 1): 94–95 (1980)

Roquet, F.; Montay, G.; Gouetton, Y.: Pefloxacin main metabolites in mouse, rat, dog, rabbit and man. 13th Int. Congr. Chemother., Wien, Abstract PS 4.6/4–3 (1983)

Rowley, D.; Turner, K. J.; Jenkin, C. R.: The basis for immunity to mouse typhoid 3. Cell bound antibody. Aust. J. Exp. Biol. *42:* 237–248 (1964)

Sande, M. A.: Animal models in the evaluation of antimicrobial agents. In: Ninet (Ed.): The future of antibiotherapy and antibiotic research. Academic Press, London, pp. 202–212 (1981)

Sande, A. M.; Zak, O.: Animal models. Academic Press, New York (1986; in press)

Schanker, L. S.; Mitchell, E. W.; Brown, R. A.: Species comparison of drug absorption from the lung after aerosol inhalation or intratracheal injection. Drug Metab. Dispos. *14:* 79–88 (1986)

Scheld, W. M.; Kelly, W. J.; Sande, M. A.: Comparison of mezlocillin, azlocillin, piperacillin and cefsulodin with tobramycin, ticarcillin and carbenicillin alone or in combination, in the therapy of experimental pseudomonas meningitis. In: J. D. Nelson; C. Grassi (Eds.): Current Chemotherapy and Infections Disease. Proceedings of the 11th International Congress of Chemotherapy and the 19th Interscience Conference of Antimicrobial Agents and Chemotherapy. Vol. II. American Society for Microbiology, Washington, 1036–1038 (1980)

Scheld, W. M.; Sande, M. A.: Bactericidal versus bacteriostatic antibiotic therapy of experimental pneumococcal meningitis in rabbits. J. Clin. Invest. *71:* 411–419 (1983)

Schneerson, R.; Robbius, J. B.: Age related susceptibility of Haemophilus influenzae type to disease in rabbits. Infect. Immun. *4:* 397–401 (1971)

Silverblatt, F. J.: Host – parasite interaction in the rat renal pelvis. A possible role for pili in the pathogenesis of pyelonephritis. J. Exp. Med. *140:* 1696–1711 (1974)

Smith, H. W.; Crabb, W. E.: The faecal bacterial flora of animals and man: its development in the young. J. Pathol. Bacteriol. *82:* 53–66 (1961)

Socransky, S. S.; Manganiello, A. D.: The oral microbiota of man from birth to senility. J. Periodontol. *42:* 485–494 (1971)

Sommer, J. L.: Experimental pyelonephritis in the rat, with observations on ureteral reflux. J. Urol. *86:* 375–378 (1961)

Spitalny, G. L.: Dissociation of bactericidal activity from other functions of activated macrophages in exudates induced by thioglycollate medium. Infect. Immun. *34:* 274–284 (1981)

Sudo, K. et al.: Metabolic disposition of DL-8280. The third report: metabolism of ^{14}C-DL-8280 in various animal species. Chemotherapy (Tokyo) *32* (Suppl. 1): 1203–1210 (1984)

Tanimura, W. F. et al.: Excretion into bile, tissue levels in gallbladder and chemical effects of DL-8280 in biliary tract infections. 13th Int. Congr. Chemother., Wien, Proceedings pp. 35–40 (1983)

Verho, M.; Dagrosa, E. D.; Malerczyk, V.: Klinische Pharmakologie von Ofloxacin: Ein neues Chemotherapeutikum aus der Reihe der Gyrasehemmer. Infection *14* (Suppl. 1): 47–53 (1986)

Webster, L. T.: Inheritance of resistance of mice to enteric bacterial and neurotropic virus infection. J. Exp. Med. *65:* 261–286 (1937)

Weinstein, W. M. et al.: Experimental intra-abdominal abscesses in rats: development of an experimental model. Infect. Immun. *10:* 1250–1255 (1974)

Wiedemann, B.: Der Informationsgehalt der Empfindlichkeitsprüfung im Routinelabor. Infektiologisches Kolloquium 5. De Gruyter, Berlin (1988)

Wilens, C.; Sproul, S.: Spontaneous cardiovascular disease II. Amer. J. Path. *14:* 211–218 (1938)

Woods, J. W.: Susceptibility of rats with hormonal hypertension to experimental pyelonephritis. J. Clin. Invest. *37:* 1686–1692 (1958)

Yata, N. et al.: Enhanced rectal absorption of sodium ampicillin by N-acyl derivatives of collagen peptide in rabbits and rats. J. Pharm. Sci. *74:* 1058–1061 (1985)

Zak, O.; Sande, M. A.: Correlation of in vitro antimicrobial activity of antibiotics with results of treatment in experimental animal models and human infection. In: L. D. Sabath (Ed.): Action of antibiotics in patients. Huber, Bern, pp. 55–87 (1982)

Zheutlin, N.; Lasser, E. C.; Rigler, L.: Clinical studies on effect of barium in the peritoneal cavity following scripture of the colon. Surgery *32:* 967–979 (1952)

Die Bedeutung pharmakokinetischer Daten für die antibakterielle Therapie

Tom Bergan

Ziele pharmakokinetischer Untersuchungen

Neue antibakterielle Substanzen werden routinemäßig pharmakokinetischen Untersuchungen unterzogen. Diese kostenintensiven Studien sollten möglichst rational geplant werden, und die folgenden Ausführungen beschäftigen sich daher mit der Frage, auf welche Eigenschaften der untersuchten Stoffe sich die Studienansätze konzentrieren sollten.

Pharmakokinetische Untersuchungen begründen sich aus der Notwendigkeit, möglichst genaue Kenntnisse des Schicksals der körperfremden Substanzen für die klinische Handhabung, d. h. vor allem die Dosierung, der Substanz verfügbar zu haben.

Pharmakokinetische Grunddaten

Als Grundlage pharmakokinetischer Beschreibungen werden die Konzentrationen des Wirkstoffs in Serum und Harn über die Zeit gemessen, die maximale Serumkonzentration (c_{max}) und der Zeitpunkt der maximalen Serumkonzentration (t_{max}). Die Gesamtkonzentration im Serum wird ausgedrückt durch die Fläche unter der Konzentrationskurve, im deutschen Sprachraum nach Dost als F bezeichnet, oft auch als AUC (area under the curve). Es ist einleuchtend, daß Harn- oder Serumkonzentrationen bei Bakteriämien oder akuten unkomplizierten Harnweginfekten oberhalb der minimalen Hemmkonzentration (MHK) der verursachenden Bakterienstämme liegen müssen. Es lassen sich aber auch weitere Aussagen aus diesen Daten ableiten.

Darreichung des Mittels

Die erste Frage ist, ob ein neues antibakterielles Mittel vom Darm resorbiert wird. Wenn nach oraler Gabe die Konzentrationen im Serum klein sind oder die Substanz nicht gefunden wird, kann eine Säurelabilität vorliegen, der durch eine spezielle Formulierung von Tabletten oder Kapseln begegnet werden kann. So können darmlösliche Tabletten zum Schutz des Pharmakons verwendet werden. Bei Erythromycin wurde die Resorption durch die Verwendung von säurestabilen Kapseln erheblich verbessert [1]. Es können auch grundsätzliche Barrieren gegen eine gastrointestinale Resorption vorliegen: Dies ist bei vielen Penicillinen und Cephalosporinen der Fall, die daher ausschließlich parenteral appliziert werden. Durch Gabe von Acyl-Ureidopenicillin über eine Duodenalsonde konnte gezeigt werden, daß diese Substanz praktisch nicht resorbiert wird [2]. Geänderte Darreichungsformen können auch epigastrische Reizerscheinungen mancher Antibiotika (z. B. Pivampicillin und Erythromycin) reduzieren.

Bioverfügbarkeit

Schließlich ist die Bioverfügbarkeit verschiedener oraler Darreichungsschemata zu vergleichen, um durch Auswahl der richtigen Darreichungsform und optimaler Hilfsstoffe gute Lagerfähigkeit, geschützte Magenpassage und raschen Zerfall im Duodenum zu gewährleisten. Hierfür stehen In-vitro-Methoden zur Verfügung, die ein magenähnliches Milieu verwenden, abschließend muß jedoch immer ein In-vivo-Versuch mit Probanden durchgeführt werden.

Zum Begriff der Bioverfügbarkeit sollen einige Bemerkungen gemacht werden, weil im Zusammenhang mit den neuen Chinolonen einige Verwirrung entstanden ist. Bei ihrer Bestimmung sind einige Grundregeln zu beachten (Tab. 1). „Absolute Bioverfügbarkeit“ bezeichnet das Verhältnis zwischen den Flächen unter den Kurven (F_∞) bei oraler ($F_{\infty,\,po}$) und direkter intravenöser Applikation ($F_{\infty,\,iv}$).

Wenn die Serumhalbwertzeiten ($t_{1/2}$) der oralen und intravenösen Darreichungsform sich – z. B. infolge langsamer Resorption – unterscheiden, muß die errechnete Eliminationsgeschwindigkeit (rate of elimination, k_E) korrigiert werden:
Bioverfügbarkeit $= F_{\infty,\,po} \cdot k_{E,\,iv}/F_{\infty,\,iv} \cdot k_{E,\,po}$

Die Bioverfügbarkeit muß an einer hinreichend großen Anzahl von Probanden untersucht werden, wobei die Anzahl von der Streubreite der Ergebnisse und von statistischen Erfordernissen bestimmt wird. Gewöhnlich werden wenigstens 10 bis 12 Personen untersucht, bei Substanzen mit stark schwankenden Konzentrationen (wie z. B. Erythromycin [1]) sind 20 bis 25 Personen vorzuziehen.

Sämtliche Probanden müssen orale und intravenöse Dosen erhalten, es genügt nicht, zwei verschiedene Probandengruppen mit unterschiedlicher Darreichungsform zu vergleichen. Fällt also z. B. für eine Person der Wert der oralen Darreichung aus, ist für diese Person auch der Wert der parenteralen Darreichung nicht verwendbar. Dabei sind auf beiden Applikationswegen gleiche (äquimolekulare) Dosen zu geben, wodurch sich – je nach chemischer Form, in der der Wirkstoff appliziert wird – unterschiedliche Mengen Substanz ergeben können. Erythromycin wird z. B. oral in Form verschiedener Salze appliziert, während parenteral ein Laktat verwendet wird; ähnliches gilt für Chloramphenicol.

Dies ist wichtig, weil bei hohen und niedrigen Serumkonzentrationen unterschiedliche Verteilungsgeschwindigkeiten zu erwarten sind. Es ist daher nicht möglich, von der Fläche unter der Serumkurve einer bestimmten Dosis auf andere Dosen zu schließen; die F_∞ einer Dosis von 100 mg i. v. entspricht meist nicht einem Fünftel der F_∞ einer

Tabelle 1 Grundregeln für die Bestimmung der Bioverfügbarkeit

Regel	Begründung
1. Die absolute Bioverfügbarkeit muß im Vergleich mit intravenösen Dosen bestimmt werden. Vergleiche zwischen oralen Darreichungsformen erlauben nur die Bestimmung der relativen Bioverfügbarkeit.	Bioverfügbarkeit bedeutet, welcher Anteil der Substanz das zentrale Serumkompartiment erreicht.
2. Die Bioverfügbarkeit wird auf Basis der Gesamtfläche unter der Serumkurve (F oder AUC) bestimmt: $F_{\infty, po} : F_{\infty, iv}$	Wenn die Serumhalbwertzeiten der oralen und intravenösen Darreichungsform sich unterscheiden, sollte eine Korrektur erfolgen.
3. Die Anzahl der Probanden muß hoch sein.	10 – 12 Personen sind das Minimum, bei hoher Varianz sind größere Gruppen erforderlich.
4. Jeder einzelne Proband muß die zu vergleichenden Dosen erhalten.	Pharmakokinetische individuelle Unterschiede müssen feststellbar sein.
5. Es sind äquimolekulare Dosen zu vergleichen.	Wichtig ist die Anzahl der Moleküle der Wirksubstanz.
6. Es sind gleiche Dosen zu vergleichen.	Höhere oder niedrigere Dosen können zu Abweichungen der totalen Serumkonzentrationen führen wegen der Konzentrationsabhängigkeit von Pharmakokinetik, Verteilungsraum, first pass effect und Serumproteinbindung.
7. Bioverfügbarkeit kann nur unzureichend aus der Urinausscheidung bestimmt werden, wenn intravenöse Dosen nicht verglichen werden können.	Metabolisierung und Ausscheidung über Galle, Speichel, Schweiß, Fäzes usw. erniedrigen die apparente Bioverfügbarkeit.

Dosis von 500 mg per os. Ceftriaxon z. B. wird bei hoher Serumkonzentration einen relativ höheren Anteil freier Substanz aufweisen, der extravasal penetrieren kann [3]. Dies wird bei enterohepatischen Kreisläufen (wie z. B. bei Makroliden [1]) besonders wichtig. Besteht eine konzentrationsabhängige Pharmakokinetik – wie dies z. B. bei Azlocillin und Mezlocillin der Fall ist [4] – nimmt die F_{∞} für höhere Dosen relativ stärker zu. Wenn ein First pass effect vorliegt – wie bei dem Chinolon Ciprofloxacin [5] – wird eine höhere Dosis (oder eine kleinere Dosis, wenn konzentrationsabhängige Kapazitätsbegrenzungen der Biotransformation bestehen) zu verschiedenen Graden der Metabolisierung während der Leberpassage führen, so daß ganz verschiedene Serumkonzentrationen zu beobachten sind.

Mit der Bioverfügbarkeit in Zusammenhang steht auch die Absorptionsrate k_A. Wenn bei zwei Darreichungsformen ähnliche Anteile der Dosen absorbiert werden, wählt man die Tablette mit der höheren k_A, weil dadurch Maximalkonzentrationen früher erscheinen.

Eine hohe Bioverfügbarkeit hat zwei Konsequenzen:

1. Die Substanz kann ökonomisch eingesetzt werden, weil ein hoher Anteil der Dosis am Wirkort erscheint.
2. Eine bessere Absorption von antibakteriellen Mitteln im Darm bedeutet, daß eine geringere Menge bioaktiver Substanz im Darm verbleibt und dadurch die Darmflora geschont wird.

Die Bioverfügbarkeit wird fast stets an gesunden Probanden bestimmt, um Daten zu erhalten, die nicht durch Zufälle oder Krankheitsgeschehen beeinflußt sind. Die Absorption bei Patienten kann jedoch anders sein: Krankheiten der Darmschleimhaut können z. B. zu höheren oder niedrigeren Konzentrationen führen [7]. Unter den Infektionskrankheiten ist besonders an Diarrhoe zu denken, die zu erniedrigten Serumkonzentrationen führt.

Bei ausschließlich oral applizierten Substanzen ist es nur dann gestattet, die Bioverfügbarkeit auf der Grundlage der Harnelimination zu berechnen, wenn die Substanz ausschließlich renal ausgeschieden wird (nicht in Galle, Speichel, Schweiß und Fäzes) und wenn nicht nur die Muttersubstanz, sondern auch alle Metaboliten mit bestimmt werden. Letzteres ist jedoch nur in wenigen Fällen möglich. Wenn z. B. von zwei Chinolonen unterschiedlich hohe Anteile unverändert über die Niere ausgeschieden werden, kann nicht ohne Vergleiche mit intravenös applizierten Dosen entschieden werden, welche Substanz eine bessere intestinale Absorption hat.

Pharmakokinetik und Dosierungsrichtlinien

Wenn die beste Darreichungsform durch pharmakokinetische Untersuchungen ermittelt ist, kann in einem zweiten Schritt die erforderliche Dosierung bestimmt werden.

Eine bekannte pharmakokinetische Größe ist das Verteilungsvolumen. Sie gibt allerdings gelegentlich zu Mißverständnissen Anlaß: So wird gelegentlich gefolgert, eine Substanz mit hohem Verteilungsraum sei damit auch besser im Körper verteilt. Dies ist jedoch nicht ohne weiteres richtig: Der Verteilungsraum V drückt im Ein-Kompartiment-Modell z. B. nur das Verhältnis zwischen der Dosis D und einer fiktiven Serumkonzentration C_0 zum Zeitpunkt t_0 aus: $V = D/C_0$. Wenn also die Serumkonzentrationen hoch sind, wird ein kleiner Verteilungsraum berechnet, wenn die Serumkonzentrationen niedriger sind, wird das Volumen rechnerisch größer. Ein hohes Verteilungsvolumen sagt daher noch nichts aus über die Gründe der niedrigen Serumkonzentrationen, die durch hohe Konzentrationen in bestimmten Geweben, aufgrund aktiver Metabolisierung oder schneller renaler oder biliärer Elimination oder aus anderen Gründen entstanden sein können. Bei Chinolonen oder Cephalosporinen bedeutet daher ein großer Verteilungsraum allein keinen Vorteil.

Die Clearance ist der wichtigere Parameter. Die Gesamtclearance (Total body clearance, Cl_B) setzt sich aus der renalen und nichtrenalen Clearance zusammen. Letztere besagt, welcher Anteil der Substanz metabolisiert bzw. über Galle, Speichel, Schweiß oder Fäzes ausgeschieden wird. Durch getrennte Berechnung der verschiedenen

Anteile der Gesamtclearance können z. B. Aussagen darüber getroffen werden, welche Auswirkungen renale oder hepatische Störungen haben werden. Clearance-Berechnungen können daher zu Korrekturen der Dosierung der Substanz herangezogen werden. In der täglichen Praxis genügt es, wenn das Verhältnis zwischen Dosis D und Serumhalbwertzeit $t_{1/2}$ konstant gehalten wird. Das bedeutet, daß man bei Verlängerung der $t_{1/2}$ die Dosis reduzieren muß [8].

Der Zusammenhang zwischen Gesamtclearance und Serumhalbwertzeit wird durch folgende Formel beschrieben:

$$Cl_B = k_E \cdot V$$

$$Cl_B = \ln 2 \cdot V \,/\, t_{1/2}$$

Dabei ist V das Verteilungsvolumen im einfachen Ein-Kompartiment-Modell. Die wesentlichen pharmakokinetischen Beurteilungskriterien sind also Serumhalbwertzeit, Fläche unter der Serumspiegelkurve, Anteil der renalen Elimination und die Clearance.

Die Antibiotika müssen die Gewebe erreichen. Penetration in Gewebe ist in Gewebehomogenisaten nur annähernd bestimmbar, weil nur schwer bestimmt werden kann, welche Anteile an der Aufnahme der Substanz die verschiedenen Gewebearten (Fettgewebe etc.) haben. Die Verteilung im Körper ist ja durchaus inhomogen, wie man durch Autoradiographien kleiner Labortiere nach Gabe radioaktiv markierter Antibiotika zeigen kann [9].

Tabelle 2 Verhältnis zwischen Serumproteinbindung und Pharmakokinetik antibakterieller Substanzen in Serum und Lymphe (alle Substanzen nach Bergan, T. et al. außer Ceftazidim [16])

Antibakterielle Substanz	Serumprotein-bindung (%)	Fläche unter der Lymphkurve im Vergleich zur Serumkurve (%)	Halbwertzeit (h) Serum	Lymphe
Amoxicillin	15	88	0.8	1.1
Ampicillin	15	80	0.9	1.0
	15	78	0.9	1.0
BRL 36650 1.0 g	30	71	1.2	1.6
4.0 g		64	1.6	1.7
Ceftazidim	17	77		
Ciprofloxacin	30	69	3.4	3.1
Clavulansäure	20	81	0.9	1.1
Erythromycin	70	35	2.1	5.0
Flucloxacillin	96	20	2.1	1.4
Gentamicin	0	100	2.1	2.1
Mecillinam	5	97	1.2	1.8
Sulphadiazin	56	63	8.0	10.7
Temocillin	85	56	4.9	4.4
Ticarcillin	40	58	1.1	1.1
Trimethoprim	50	57	10.6	12.7

Gängige experimentelle Modelle zur Untersuchung der extravasalen Penetration sind heute Hautblasen, Peritonealflüssigkeit oder periphere Lymphbahnen. Wir katheterisieren hierzu über einen kleinen Hautschnitt lymphatische Sammelgefäße des Unterschenkels [10]. Für eine Reihe von Substanzen haben wir dabei zeigen können, daß ihre Penetration aus der Art der Serumproteinbindung vorhergesagt werden kann. Der penetrierende Anteil, das heißt das Verhältnis der Flächen unter den Konzentrationskurven in Lymphe und Serum, war dabei z. B. für Gentamicin 100%, für Flucloxacillin wurde mit 20% der niedrigste Wert ermittelt. Die Proteinbindungen umfassen ein Spektrum von 0% bis 96%. Wir haben mit hoher statistischer Signifikanz ($p < 0{,}01$) eine Regressionsgerade der Penetrationsraten und der Proteinbindungen ermittelt. Eine Substanz mit mittlerer Proteinbindung wie Ciprofloxacin liegt mit einer Penetrationsrate von 70% genau da, wo sie nach ihrer Serumproteinbindung zu erwarten gewesen wäre (Tabelle 2).

Auswahl neuer Antibiotika mit optimalen Eigenschaften

Die Pharmakokinetik trägt entscheidend zur Auswahl neuer antibakterieller Wirkstoffe bei. Dabei stehen drei medizinische Grundforderungen im Mittelpunkt:

1. Höhere Effektivität der Behandlung

Infolge verbesserter Pharmakotherapie und neuer technischer Möglichkeiten nimmt der Anteil von Patienten mit geschwächten Abwehrmechanismen zu. Gleichzeitig steigt die Häufigkeit des Auftretens multiresistenter Bakterienstämme. Betalaktamase-produzierende Bakterienstämme waren so z. B. der Ausgangspunkt der Entwicklung von enzymstabilen Antibiotika und von Enzymhemmern.

2. Vereinfachung der Dosierung

Hierzu werden vor allem Antibiotika mit wenig Restriktionen der Anwendung und einfachen Dosierungsformen (v. a. mit längeren Dosisintervallen) gesucht. Dadurch können Behandlungen häufiger auch ambulant durchgeführt werden, weil bei längerer Serumhalbwertzeit auch injizierbare Antibiotika außerhalb des Krankenhauses angewandt werden können. Ceftriaxon z. B. hat eine Serumhalbwertzeit von 8 Stunden und kann bei entsprechender Ausgangsdosis einmal täglich appliziert werden. Bei schweren Harnweginfekten werden mit einmaligen Tagesdosen von Chinolonen (z. B. von Ciprofloxacin oder Norfloxacin) gute Erfolge erzielt [11].

3. Reduzierung von Nebenwirkungen

Breite antibakterielle Spektren, vorteilhafte pharmakokinetische Eigenschaften, orale Applizierbarkeit und relativ hohe Toleranz machen z. B. die Chinolone zu möglichen Nachfolgern der Aminoglykoside in der Therapie schwerer Infektionen. Dabei ist

Ciprofloxacin als bisher einziges Fluorchinolon mit intravenöser Darreichungsform besonders interessant, weil es akut intravenös und später oral gegeben werden kann. Voraussetzung ist allerdings eine überzeugende Dokumentation seiner intravenösen Verträglichkeit.

Ökologische Fragen

Die Pharmakokinetik antibakterieller Substanzen hat auch Auswirkungen auf ihre ökologischen Wirkungen. Daher können pharmakokinetische Untersuchungen auch dazu beitragen, Substanzen mit besserer ökologischer Verträglichkeit auszuwählen. Substanzen wie Ampicillin haben bekanntlich häufig Diarrhöen zur Folge. Zur Verbesserung der Absorption wurden daher Ampicillin-Ester entwickelt (z. B. Bacampicillin oder Pivampicillin), deren Esterbindung während der Absorption hydrolysiert wird, wodurch Ampicillin freigesetzt wird. Diese Esterverbindungen werden nach oraler Applikation besser resorbiert als das klassische Ampicillin [12], so daß weniger biologisch aktive Substanz die unteren Darmabschnitte erreicht und die Häufigkeit von Diarrhöen und „loose stools" deutlich niedriger wird. In einer Studie mit 2829 Patienten wurden viermal häufiger Diarrhöen nach Ampicillin als nach Bacampicillin beobachtet [13]. Auch die Selektion von resistenten Mutanten und von R-Faktor-Trägern ist an die Gegenwart von Antibiotika geknüpft. Weil neue Substanzen – wie die Chinolone – die Mikroflora des Darms wenig beeinflussen [14, 15] und pharmakokinetische Untersuchungen auf keine signifikante Akkumulation z. B. von Ciprofloxacin deuten [14], scheint die ökologische Verträglichkeit dieser Substanzgruppe recht gut zu sein. Chinolone sind vor allem auch deshalb interessant, weil bisher keine R-Faktoren gegen diese Substanzen gefunden wurden und weil sie eine Passage von extrachromosomaler DNA (mit Resistenz- oder Toxingenen) sogar verhindern können.

Pharmakokinetische Untersuchungen zielen daher heute darauf, 1. weitere Chinolone mit einer Serumhalbwertzeit von ca. 12 Stunden zu finden und 2. Penicilline, Cephalosporine und andere Betalaktam-Antibiotika mit längerer Serumhalbwertzeit und oraler Applikationsform zu entwickeln. Diese Antibiotikagruppen sind allgemein gut verträglich und haben interessante Wirkungsspektren. Auf dem Gebiet der Chinolone und Betalaktam-Antibiotika sind zukünftig stürmische Entwicklungen zu erwarten. Pharmakokinetische Untersuchungen zur Bewertung der neuen Substanzen werden dabei entscheidende Beiträge zu leisten haben.

Literatur

[1] Josefsson, K.; Bergan, T.; Magni, L.: Dose-related pharmacokinetics after oral administration of a new formulation of erythromycin base. Brit. J. Clin. Pharm. *13:* 685–691 (1982)

[2] Gundert-Remy, U. et al.: Estimation of biliary excretion of ureidopenicillins in healthy volunteers using marker dilution technique. Brit. J. Clin. Pharm. *13:* 795–801 (1982)

[3] Bergan, T.: Pharmacocinétique et diffusion tissulaire de la ceftriaxone. Rev. Med. Interne *6:* 163–177 (1985)
[4] Bergan, T.: Review of the pharmacokinetics and dose dependence of azlocillin in patients with renal insufficiency. J. Antimicrob. Chemother. *11* (Suppl. B): 101–114 (1983)
[5] Borner, K. et al.: Renale Ausscheidung von Ciprofloxacin und einigen Metaboliten nach einmaliger oraler oder intravenöser Applikation von 50 mg. Fortschr. antimikrob. antineoplast. Chemother. *3–5:* 695–699 (1984)
[6] Niazi, S.: Textbook of biopharmaceutics and clinical pharmacokinetics. Appleton-Century-Croft, New York, pp. 63–70 (1979)
[7] Bergan, T.; Bjerke, P. E. M.; Fausa, O.: Pharmacokinetics of metroimidazole in patients with enteric disease compared to normal volunteers. Chemotherapy *27:* 233–238 (1981)
[8] Dettli, L.: Dosierungstheorie für repetierte Applikation reversibel wirkender Pharmaka bei Eliminations-Insuffizienz: In: Denmgle, H. J. (Ed.): Pharmacological and clinical significance of pharmacokinetics. Schattauer-Verlag, Stuttgart, pp. 31–41 (1970)
[9] Bergan, T.: Pharmacokinetic differentiation and consequences for normal microflora. Scand. J. Infect. Dis. Suppl. (1986, In press)
[10] Engeset, A. et al.: Studies on human peripheral lymph. Lymphology *12:* 1–8 (1979)
[11] Naber, K.; Bartosik-Wich, B.: Therapie komplizierter Harnweginfektionen mit Norfloxacin versus Ciprofloxacin. Fortschr. antimikrob. antineoplast. Chemother. *3–5:* 749–758 (1984)
[12] Sjövall, J.; Magni, L.; Bergan, T.: Pharmacokinetics of bacampicillin compared with those of ampicillin, pivampicillin, and amoxycillin. Antimicrob. Agents Chemother. *13:* 90–96 (1978)
[13] Grafford, K.; Nilsson, B. S.: Twice daily dosage of bacampicillin: a summary of clinical documentation. J. Antimicrob. Chemother. *8* (Suppl. C): 119–127 (1981)
[14] Bergan, T. et al.: Pharmacokinetics of ciprofloxacin and effect on salivary and fecal microflora during repeated dosage. Antimicrob. Agents Chemother. (In press)
[15] Edlund, C. et al.: Impact of norfloxacin on human oropharyngeal and colonic microflora and multiple-dose pharmacokinetics. Antimicrob. Agents Chemother. (In press)
[16] Walstad, R. A. et al.: Pharmacokinetics and tissue penetration of ceftazidime: studies on lymph, aqueous humour, skin blister, cerebrospinal and pleural fluid. J. Antimicrob. Chemother. *12* (Suppl. A): 275–282 (1983)

Der Einfluß von Antibiotika auf die körpereigene Abwehr

K.-H. Büscher, H. Leying, S. Suerbaum, W. Opferkuch

Einleitung

Der Erfolg einer antibiotischen Therapie wird vom funktionellen Zustand des Immunsystems beeinflußt [1]. Aus diesem Grunde ist es von Bedeutung, welche Einflüsse die Antibiotika selbst auf die Abwehrmechanismen haben. Bei diesen Einflüssen unterscheidet man direkte Wirkungen auf die spezifischen humoralen oder zellulären Abwehrmechanismen und auf die unspezifische Abwehr durch Phagozyten einerseits [2, 3, 4] und die indirekte Beeinflussung der Abwehr durch Veränderung der Virulenzeigenschaften der Bakterien andererseits (vgl. Tab. 1). Zu den indirekten Wirkungen gehören die Veränderungen der Serumresistenz [5], der Toxinfreisetzung [6, 7] sowie der Immunogenität und der adhäsiven Eigenschaften in bezug auf die Interaktion mit Phagozyten.

Das Ziel der vorliegenden Arbeit war es zu untersuchen, welche Veränderungen in der Zusammensetzung der äußeren Membran von Escherichia coli neben der direkten Wirkung von Betalaktam-Antibiotika auf die Peptidoglykansynthese auftreten, und welche Bedeutung eventuelle Veränderungen für die Interaktion zwischen den Bakterien und den Abwehrmechanismen des Wirtes haben.

Die Schwierigkeiten solcher Untersuchungen liegen im Vergleich von Antibiotika-behandelten und -unbehandelten Bakterien, da durch die Antibiotikabehandlung auch morphologische Veränderungen induziert werden (Rundzellbildung, Filamentbildung).

Tabelle 1 Einfluß von Antibiotika auf die körpereigene Abwehr

I. Direkte Wirkungen
   1. Einfluß auf die Proliferation, Differenzierung und Funktion spezifischer immunkompetenter Zellen
   2. Einfluß auf die unspezifischen Abwehrmechanismen durch Phagozyten, z. B.
      a) Chemotaxis
      b) Phagozytose und intrazelluläre Keimabtötung
      c) Sekretionsleistungen (Komplementkomponenten, lysosomale Enzyme, Sauerstoffradikale, Leukotriene u. a.)

II. Indirekte Wirkungen
   1. Einfluß auf die Virulenzeigenschaften von Bakterien, z. B.
      a) Serumresistenz
      b) Toxinproduktion
      c) Produktion antiphagozytärer Stoffe
      d) Immunogenität
      e) Adhäsine

Um den Einfluß solcher morphologischer Veränderungen auszuschalten, wurden Membranvesikel der äußeren Membran für die Untersuchungen verwendet. Mit diesem Modell sollte der Einfluß von subinhibitorischen Konzentrationen verschiedener Betalaktam-Antibiotika auf die Zusammensetzung der äußeren Membran (OM), auf die stimulierenden Eigenschaften gegenüber Phagozyten (gemessen an der Chemilumineszenz-Reaktion) und auf die Immunogenität der Bakterien untersucht werden [siehe auch 8, 9, 10].

Material und Methoden

Reagenzien: Für die Untersuchungen wurden folgende Antibiotika verwendet: Lamoxactam (Lilly), Cephaloridin (Lilly), Mezlocillin (Bayer), Ciprofloxacin (Bayer), Piperacillin (Cyanamid), Imipenem (MSD), Aztreonam (Squibb), Mecillinam (Leo-Pharmacia), Ticarcillin (Beecham), Cefuroxim (Hoechst).

Bakterien: E. coli WF 96 (07:K1:H6) wurde ursprünglich im St.-Mary's-Hospital, London, isoliert; E. coli D 509 (086) stammt von der Dundee University, Schottland.

Präparation von Membranvesikeln: Plasmolysierte Bakterien wurden nach einer von Kroll und Mitarbeitern [11] beschriebenen Methode durch osmotischen Schock lysiert. Die Membranen wurden durch Ultrazentrifugation sedimentiert (130 000 g; 1 h) und in 1 ml 0,5 M HEPES-Puffer, pH 7,2, resuspendiert. Anschließend wurden die Vesikel der inneren und äußeren Membran durch Saccharose-Dichtegradienten-zentrifugation (25 – 60% Saccharose; 120 000 g; 16 h) isoliert. Während der Fraktionierung der Gradienten wurde die optische Dichte bei 278 nm kontinuierlich gemessen und die Dichte der einzelnen Fraktionen refraktometrisch bestimmt.

Chemilumineszenz-Assay: Die Messung der Luminol-abhängigen Chemilumineszenz-Reaktion erfolgte nach einer von Müller und Mitarbeitern [12] beschriebenen Methode: 1×10^6 gereinigte Maus-Peritonealmakrophagen wurden in 0,5 ml Dulbecco's-PBS (Biochrom, Berlin) supplementiert mit 1% v/v Aminosäuren (Biochrom), 1% v/v nichtessentiellen Aminosäuren, 0,5 mM/l Glutamin (Biochrom), 1 mg/ml Rinderserumalbumin (Sigma Chemicals, München) und 2,5 mg/ml Glukose und in Anwesenheit von 5×10^{-5} M Luminol für 10 Minuten bei 37°C vorinkubiert. Nach Zugabe von 60 µg Membranvesikeln wurde die resultierende Chemilumineszenz-Reaktion kontinuierlich mit Hilfe eines Luminometers (LB 9505, Berthold, Wildbad) registriert.

Immunisierung der Mäuse: 8 – 10 Wochen alte, männliche B6D2-F_1-Mäuse wurden mit 75 µg (Trockengewicht) Membranvesikeln in 0,5 ml steriler PBS durch intraperitoneale Injektion immunisiert.

Plaque-Assay: Die Anzahl spezifischer IgM-produzierender Zellen in der Milz wurde am 5. Tag nach Immunisierung mit dem Dünnschicht-Plaque-Assay [13] bestimmt. Für die Bestimmung der Antikörper-Antwort gegen LPS wurden Schaferythrozyten verwendet, welche mit alkalibehandeltem LPS 07 nach der Methode von Schlecht und Westphal [14] beschichtet wurden. Zur Erfassung der Immunantwort gegen die Proteine der äußeren Membran wurden gereinigte OM-Proteine von E. coli WF 96 mit der Chromchlorid-Methode an Schaferythrozyten gekoppelt [15].

Ergebnisse und Diskussion

1. Einfluß von Antibiotika auf die Zusammensetzung der äußeren Membran

Die Membranvesikel von frühlogarithmischen Bakterien des Stammes D 509 zeigen im Saccharose-Dichtegradienten eine Auftrennung in vier Banden unterschiedlicher Dichte (Abb. 1). Die beiden Banden mit Schwimmdichten von 1,28 g/cm^3 und 1,25 g/cm^3 wurden als OM-Material identifiziert, da sie den größten Teil des LPS und der Hauptproteine der OM enthielten und nur eine geringe NADH-Oxidase-Aktivität zeigten. Die höchste NADH-Oxidase-Aktivität wurde in der Bande mit einer Schwimmdichte von 1,17 g/cm^3 gefunden (Abb. 1). Die vierte Bande (Schwimmdichte 1,14 g/cm^3) zeigte zwar nur geringe NADH-Oxidase-Aktivität, scheint aber auch Membranmaterial der Zytoplasmamembran (CM) zu beinhalten, da das Proteinmuster in der SDS-PAGE mit dem der Haupt-CM-Bande übereinstimmt. Demgegenüber findet man bei Vesikelpräparationen von spätlogarithmischen Bakterien hauptsächlich OM-Material mit einer Schwimmdichte von 1,28 g/cm^3, während das leichtere OM-Material nur noch in geringer Menge vertreten ist (Abb. 1).

Die Vorbehandlung von Bakterien des Stammes D 509 mit subinhibitorischen Konzentrationen von Lamoxactam führt bei steigenden Antibiotikakonzentrationen zu einer Verschiebung der Verteilung der OM-Vesikel zugunsten der leichteren Vesikel (Abb. 2). Mit Ausnahme von Cephaloridin bewirkten auch die anderen getesteten Antibiotika eine ähnliche Verschiebung des Verteilungsprofils im Vergleich zur unbehandelten Kontrolle.

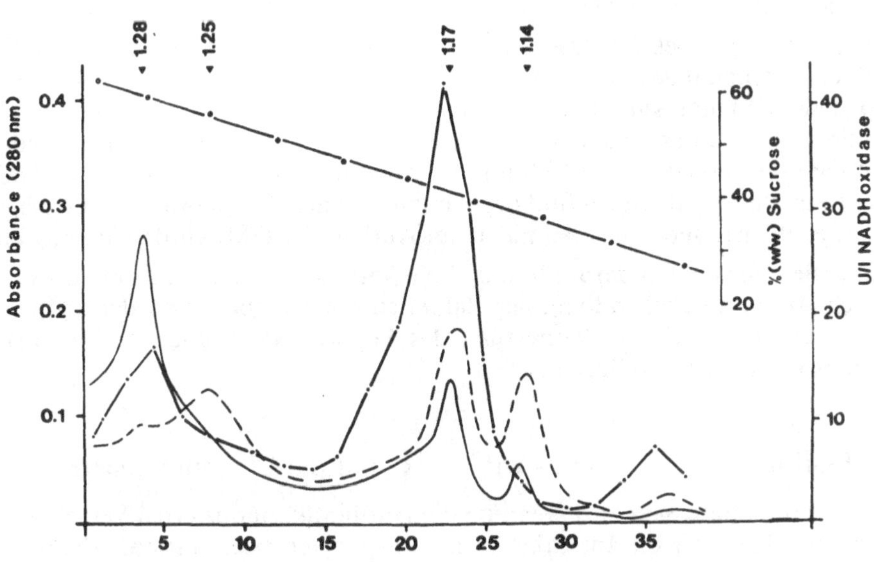

Abb. 1 Verteilungsprofil der Membranvesikel von frühlogarithmischen (– – –) und spätlogarithmischen (———) Bakterien des Stammes D 509 im Saccharose-Dichtegradienten (–·–·– : NADH-Oxidase-Aktivität)

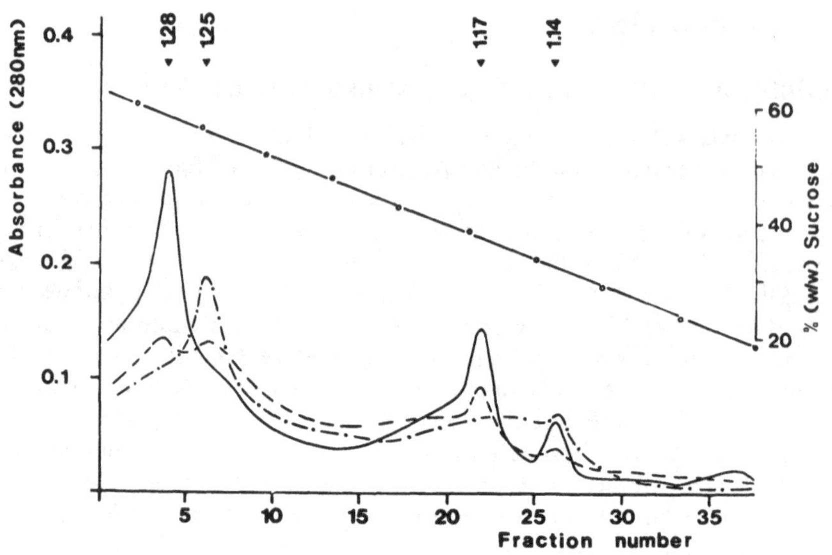

Abb. 2 Einfluß der Behandlung mit subinhibitorischen Konzentrationen von Lamoxacatan auf das Verteilungsprofil der Membranvesikel von E. coli D 509 (——— unbehandelte Kontrolle; – – – 1/6 MHK; –·–·– 1/4 MHK)

Ähnliche Ergebnisse zeigten sich auch bei Verwendung des Stammes WF 96.

Untersuchungen des Einflusses von Antibiotika auf die Proteine der OM zeigten, daß das Proteinmuster von OM-Proteinen in der SDS-PAGE durch Vorbehandlung der Bakterien mit subinhibitorischen Konzentrationen verschiedener Betalaktam-Antibiotika qualitativ nicht verändert wird (Abb. 3). Weiterhin konnte kein Einfluß auf die Polymerisation des LPS und die Qualität der Phospholipide der OM festgestellt werden. Auch ein Einfluß der Antibiotika auf die quantitative Beteiligung von LPS, Proteinen und Phospholipiden am Aufbau der OM wurde nicht gefunden.

Diese Befunde deuten darauf hin, daß die Veränderung der Schwimmdichte der OM durch Antibiotikabehandlung der Bakterien auf die Inhibition der „Alterung" der OM, bedingt durch die Vernetzung des Peptidoglykan und die Bindung an das Lipoprotein, zurückzuführen ist.

2. Einfluß von Betalaktam-Antibiotika auf die Chemilumineszenz-Reaktion

Es war nun interessant zu wissen, ob die Antibiotika-induzierten Veränderungen der äußeren Membran die Interaktion mit Phagozyten beeinflussen. Als Maß für die durch verschiedene Membranvesikel ausgelöste biochemische Aktivierung von Makrophagen wurde die Luminol-verstärkte Chemilumineszenz-Reaktion gemessen, durch welche die Freisetzung und Produktion von bakteriziden Sauerstoffverbindungen ($^1O_2$, O_2^-, H_2O_2, $OH^\bullet$) erfaßt wird [16]. Vesikel der äußeren Membran von E.

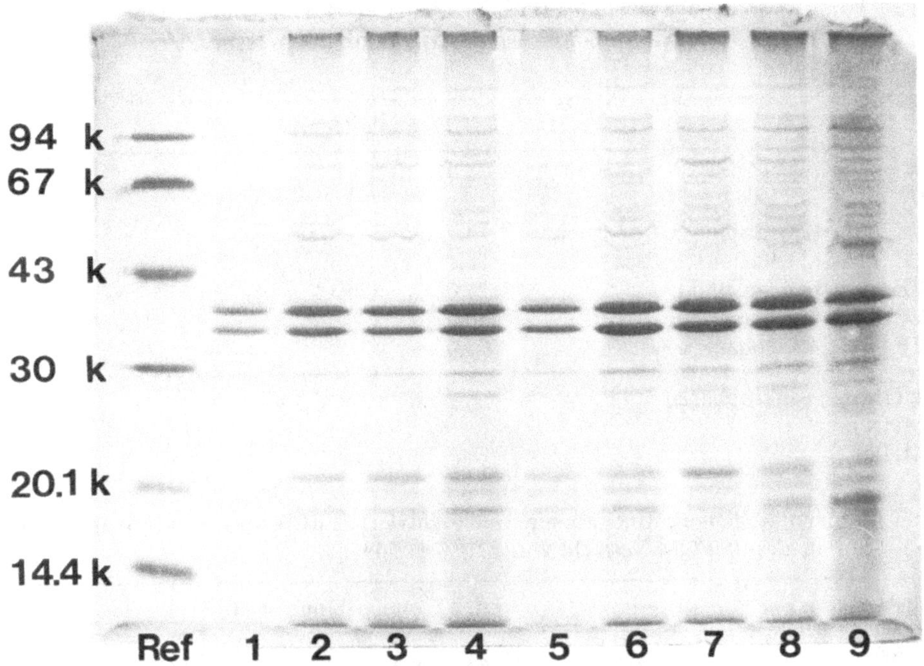

Abb. 3 SDS-PAGE-Analyse der Proteine der äußeren Membran von E. coli WF 96 nach Behandlung der Bakterien mit subinhibitorischen Konzentrationen verschiedener Antibiotika (1,5 – unbehandelte Kontrolle; 2 – Aztreonam; 3 – Cephaloridin; 4 – Cefuroxim; 6 – Imipenem; 7 – Lamoxactam; 8 – Mezlocillin; 9 – Piperacillin)

coli WF 96 können eine signifikante Chemilumineszenz-Antwort von Makrophagen induzieren (Tabelle 2). Durch Vorbehandlung der Bakterien mit subinhibitorischen Antibiotikakonzentrationen konnten die stimulierenden Eigenschaften der Vesikel stark erhöht werden (Tabelle 2). In diesem Fall konnte die stärkste Stimulation durch Verwendung von Imipenem erreicht werden. Demgegenüber führte Imipenem bei E. coli D 509 nur zu einer geringfügigen Erhöhung der Chemilumineszenz-Antwort (Tabelle 3). Dies zeigt, daß die Wirkung der Antibiotika stammspezifisch ist.

Da E. coli WF 96 verschiedene Fimbrien- und Adhäsintypen exprimiert [17, 18], war es von Interesse festzustellen, ob durch die Behandlung der Bakterien mit Antibiotika bestimmte Adhäsine selektiv beeinflußt werden. Wie Abb. 4 zeigt, war die gesteigerte stimulierende Aktivität von Membranvesikeln von Antibiotika-vorbehandelten Bakterien hauptsächlich auf die Steigerung des Einflusses Mannose-sensitiver Adhäsine zurückzuführen, während Mannose-resistente nicht beeinflußt wurden bzw. (im Falle von Lamoxactam) leicht supprimiert wurden.

Untersuchungen der Qualität der Chemilumineszenz-Reaktion durch Hemmversuche mit Superoxid-Dismutase und Katalase zeigten ebenso wie direkte Messungen der O_2^-- und H_2O_2-Freisetzung, daß die membrangebundene NAD(P)H-Oxidase der

Tabelle 2 Luminol-abhängige Chemilumineszenz-Antwort (LdCl) von Propionibakterium-acnes-aktivierten Makrophagen nach Stimulation mit verschiedenen Membranvesikeln von E. coli WF 96

Stimulus[1]	LdCl (counts/15 min × 10^6)
--	3,7
OM WF 96	26,8
OM WF 96 – Piperacillin[2]	53,7
OM WF 96 – Mezlocillin[2]	58,1
OM WF 96 – Lamoxactam[3]	115,0
OM WF 96 – Imipenem[3]	136,0
OM WF 96 – Aztreonam[3]	93,0

[1] 80 µg OM/10^6 Makrophagen
[2] 1/6 MHK
[3] 1/4 MHK

Tabelle 3 Luminol-abhängige Chemilumineszenz-Antwort (LdCl) von Makrophagen nach Stimulation mit OM-Vesikeln von E. coli D 509

Stimulus[1]	LdCl (counts/15 min × 10^6)[2]
OM D 509	2,0 ± 0,4
OM D 509 – Piperacillin[3]	8,8 ± 1,4
OM D 509 – Lamoxactam[3]	14,3 ± 0,3
OM D 509 – Mezlocillin[3]	64,1 ± 5,4
OM D 509 – Cephaloridin[4]	1,4 ± 0,4
OM D 509 – Imipenem[4]	3,4 ± 0,6
OM D 509 – Aztreonam[4]	8,4 ± 0,9

[1] 60 µg OM/ 10^6 Makrophagen
[2] Grundaktivität der Makrophagen wurde subtrahiert
[3] 4/12 MHK
[4] 5/12 MHK

Makrophagen durch Stimulation mit OM-Vesikeln nicht aktiviert wird. Auch durch Vorbehandlung der Bakterien mit Betalaktam-Antibiotika konnte keine Stimulation dieses Enzyms erreicht werden.

Die Luminol-abhängige Chemilumineszenz-Reaktion scheint also durch eine allgemeine metabolische Aktivierung bedingt zu sein. Welche Bedeutung eine Steigerung dieser Reaktion durch Antibiotika-Vorbehandlung der Bakterien für den Abbau der OM-Vesikel durch die Makrophagen und die Antigenpräsentation hat, ist zur Zeit noch ungeklärt.

3. Einfluß von Betalaktam-Antibiotika auf die Immunogenität

Von Karch und Nixdorff [19], Rottkowski und Nixdorff [20] und Karch und Mitarbeitern [21] konnte gezeigt werden, daß die Qualität und Quantität der humoralen

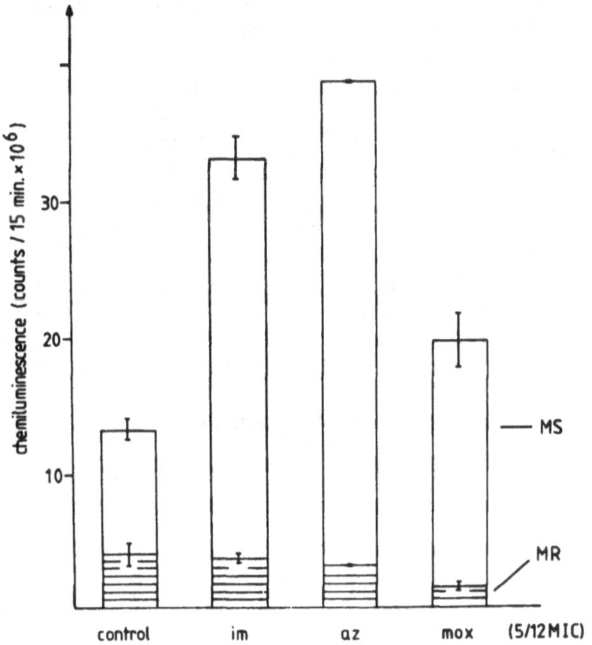

Abb. 4 Einfluß von Antibiotika auf den Mannose-sensitiven- (MS-) und Nicht-Mannose-sensitiven (MR-) Anteil der Chemilumineszenz-Reaktion (Control – unbehandelte Kontrolle; im – Imipenem; az – Aztreonam; mox – Lamoxactam)

Immunantwort gegen LPS von Proteus mirabilis durch Komplexierung mit Proteinen und/oder Phospholipiden beeinflußt wird. Außerdem ist die Immunantwort gegen Liposomen-assoziierte Immunogene von der Fluidität der Liposomenmembran beeinflußt [22].

Es stellte sich nun die Frage, ob die Veränderungen der Schwimmdichte der OM, die von Veränderungen in der Fluidität begleitet sein kann, bzw. die veränderte Interaktion von OM-Vesikeln mit Makrophagen nach Behandlung der Bakterien mit Antibiotika auch zu einer Veränderung der immunogenen Eigenschaften führt.

Die Untersuchungen der spezifischen primären humoralen Immunantwort zeigen, daß die Höhe der Immunantwort durch die Vorbehandlung der Bakterien mit Antibiotika beeinflußt wird. Dabei ist sowohl die Antwort gegen LPS als auch gegen OM-Proteine nach Lamoxactam-, Ciprofloxacin- oder Imipenem-Vorbehandlung signifikant vermindert (Tabelle 4).

Diese Verringerung der humoralen Immunantwort ist auf die Dichteverschiebung der OM-Vesikel zurückzuführen, da OM-Vesikel von frühlogarithmischen Bakterien (nur leichte OM-Bande) ebenfalls zu einer verringerten Immunantwort im Vergleich zu OM-Vesikeln von spätlogarithmischen Bakterien (schwere OM-Bande) führen.

Tabelle 4 Höhe der spezifischen humoralen Immunantwort von Mäusen nach Immunisierung mit verschiedenen OM-Vesikeln von E. coli WF 96

Immunogen	Immunantwort gegen 07 LPS Pfc/Milz[1]	Signifikanz[2]	Immunantwort gegen OM Proteine Pfc/Milz	Signifikanz
OM WF96	3,97 ± 0,24		4,52 ± 0,18	
OM WF96 – Lamoxactam[3]	3,51 ± 0,16	p < 0,001	3,98 ± 0,45	p < 0,01
OM WF96 – Cephaloridin[3]	4,00 ± 0,39	n. s.	4,55 ± 0,26	n. s.
OM WF96 – Ciprofloxacin[3]	3,65 ± 0,31	p < 0,05	4,05 ± 0,31	p < 0,01
OM WF96 – Imipenem[3]	3,54 ± 0,51	p < 0,05	4,14 ± 0,22	p < 0,01

[1] Mittelwert des $\log_{10}$ [Pfc/Milz] ± Standardabweichung; Pfc-spezifische Antikörper-produzierende Zellen

[2] Signifikanz des Unterschiedes im Vergleich zu Kontrollvesikeln; n. s. – nicht signifikant (p > 0,05)

[3] 1/4 MHK

Zusammenfassung

Die Behandlung von Bakterien mit subinhibitorischen Konzentrationen verschiedener Betalaktam-Antibiotika führt zu Änderungen der physikochemischen Eigenschaften der äußeren Membran (OM). Quantitative oder qualitative Veränderungen der Proteine der OM, des LPS und der Phospholipide konnten nach Antibiotikabehandlung nicht festgestellt werden. Im Gegensatz dazu findet man eine Verschiebung der Dichte der OM, die durch Betalaktam-Antibiotika induziert ist. Diese Veränderung der physikochemischen Eigenschaften ist auch für die Interaktion von OM-Vesikeln mit dem Immunsystem von Bedeutung. So führen Vesikel von Antibiotika-behandelten Bakterien zu einer stärkeren Aktivierung von Makrophagen. Außerdem ist die humorale Immunantwort im Vergleich zu Kontroll-OM-Vesikeln verringert.

Literatur

[1] Forsgren, A.; Schmeling, D.; Quie, P. G.: Effect of tetracycline on the phagocytic function of human leukocytes. J. Infect. Dis. *130:* 412 (1974)

[2] Gillissen, G. J.: Influence of cephalosporins on humoral immune response. In: Eickenberg, H. L.; Hahn, H.; Opferkuch, W. (Hg.): The Influence of Antibiotics on the Host-Parasite Relationship. Springer, Berlin, pp. 5–11 (1982)

[3] Hauser, W. E.; Remington, J. S.: Effect of antibiotics on the immune response. Am J. Med. *72:* 711–716 (1982)

[4] Milatović, D.: Antibiotics and phagocytosis. Eur. J. Clin. Microbiol. *2:* 414–425 (1983)

[5] Wiemer, C. W. C.; Kubens, B.; Opferkuch, W.: Influence of imipenem on the serum resistance of enterobacteriaceae. Rev. Infect. Dis. *7:* 426–431 (1985)

[6] Gemmell, C. G.: Elaboration of structural and soluble virulence factors by antibiotic-damaged bacteria: Consequences for host defences. Zbl. Bakt. Suppl. *13:* 179–189 (1985)

[7] Karch, H. et al.: Subinhibitory concentrations of antibiotics modulate amount of shiga-like toxin produced by E. coli. In: Adam, D.; Hahn, H.; Opferkuch, W. (Hg.): The Influence of Antibiotics on the Host-Parasite Relationship II. Springer, Berlin, pp. 239–245 (1985)

[8] Büscher, K.-H. et al.: Chemiluminescence of macrophages induced by non-opsonized E. coli treated with subinhibitory concentrations of beta-lactam antibiotics. In: Adam, D.; Hahn, H.; Opferkuch, W. (Hg.): The Influence of Antibiotics on the Host-Parasite Relationship II. Springer, Berlin, pp. 152–158 (1985)

[9] Opferkuch, W. et al: The effect of sublethal concentrations of antibiotics on the host-parasite relationship. Zbl. Bakt. Suppl. *13:* 165–177 (1985)

[10] Leying, H. J. et al.: The influence of β-lactam antibiotics and monobactam on the outer and inner membrane of E. coli. In: Adam, D.; Hahn, H.; Opferkuch, W. (Hg.): The Influence of Antibiotics on the Host-Parasite Relationship II. Springer, Berlin, pp. 48–56 (1985)

[11] Kroll, H. P.; Bhakdi, S.; Taylor, P. W.: Membrane changes induced by exposure of E. coli to human serum. Infect. Immun. *42:* 1055–1066 (1983)

[12] Müller, S. et al.: Signals of chemiluminescence emitted by spleen cells and bone marrow macrophages after stimulation with mitogens and particulate substances. In: De Luca, M. A.: McElroy, W. D., (Hg.): Bioluminescence and Chemiluminescence. Academic Press, New York, pp. 721–727 (1981)

[13] Mishell, B. B.; Shigii, S. M. (Hg.): Selected Methods in Cellular Immunology. Freeman, San Francisco, p. 81 (1980)

[14] Schlecht, S.; Westphal, O.: Über die Herstellung von Antiseren gegen die somatischen (O-)Antigene von Salmonellen. II. Mitteilung: Untersuchungen über den Haemagglutinintiter. Zbl. Bakteriol. Parasitenk. Infektionskr. Hyg. Abt. I, Orig. *205:* 487–501 (1967)

[15] Goding, J. W.: The chromic chloride method of coupling antigens to erythrocytes: definition of some important parameters. J. Immunol. Methods *10:* 61–66 (1976)

[16] Allen, R. C.; Loose, L. D.: Phagocytic activity of a luminol dependent chemiluminescence in rabbit alveolar and peritoneal macrophages. Biochem. Biophys. Res. Commun. *69:* 245 (1976)

[17] Karch, H. et al.: Isolation and separation of physicochemically distinct fimbrial types on a single culture of E. coli 07:K1:H6. Infect. Immun. *47:* 549–554 (1985)

[18] Harff, V.; Pawelzik, M.; Opferkuch, W.: Die Adhärenz von E.-coli-Stämmen mit unterschiedlichen Adhäsinen an Makrophagen aus dem Knochenmark und der Zellinie P 388 D1. Zbl. Bakt. Hyg. A *259:* 59–70 (1985)

[19] Karch, H.; Nixdorff, K.: Antibody-producing cell responses to an isolated outer membrane protein and to complexes of this antigen with lipopolysaccharide or with vesicles of phospholipids from Proteus mirabilis. Infect. Immun. *31:* 862–867 (1981)

[20] Ruttkowski, E.; Nixdorff, K.: Qualitative and quantitative changes in the antibody-producing cell responses to lipopolysaccharide induced after incorporation of the antigen into bacterial membrane phospholipid vesicles. J. Immunol. *124:* 2548–2551 (1980)

[21] Karch, H.; Gmeiner, J.; Nixdorff, K.: Alteration of the immunoglobulin G subclass responses in mice to lipopolysaccharide: effects of nonbacterial proteins and bacterial membrane phospholipids or outer membrane proteins of Proteus mirabilis. Infect. Immun. *40:* 157–165 (1983)

[22] Van Houte, A. J. et al.: Characterization of immunogenic properties of haptenated liposomal model membranes in mice. Immunology *44:* 561–568 (1981)

Anforderungen des Bundesgesundheitsamtes an neue Antibiotika – mikrobiologische, pharmakologische und klinische Gesichtspunkte

Wolfram Christ

Einleitung

Antibiotika sind nicht nur klinisch unverzichtbare Substanzen, sie spielen auch wirtschaftlich eine wichtige Rolle. Wie in Tabelle 1 zu sehen ist, lagen 1983 weltweit die Industrieabgabepreise für diese Klasse von Wirkstoffen bei 22 Milliarden Dollar. Auf Cephalosporine und Penicilline zusammen entfiel ein Anteil von 68%.

Tabelle 1 Weltweit erzielte Umsätze der Herstellerindustrie bei Antibiotika (1983)

Antibiotikagruppe	Umsätze absolut (Mio. US-Dollar)		
Antibiotika ingesamt	22 600		
davon für:			
Cephalosporine		40%	} 68
Penicilline		28%	
Aminoglykoside		8%	
Tetracycline		8%	
Makrolide		9%	
Sonstige Antibiotika		7%	
Immunglobuline und Vakzine	2 000		

Wie in Abbildung 1 zu sehen ist, entwickelten sich die Betalaktam-Antibiotika innerhalb von 20 Jahren aus einem bescheidenen Sprößling zu einem artenreichen Wald. Die 7 (bzw. 8) Cephalosporine der sogenannten 3. Generation (Tabelle 2), die in der Bundesrepublik verfügbar sind, kamen in einem Zeitraum von nur 6 Jahren auf den Markt. Addiert man noch Cefazedon, Cefsulodin, Cefotiam, Cefonicid und die oralen Substanzen Cefaclor, Cefadroxil und Cefroxadin dazu, so bedeutet dies, daß von Ende 1979 bis 1985 pro Jahr mindestens 2 neue Cephalosporine das Zulassungsverfahren im BGA durchliefen. Zu Recht konnte von einer Cephalosporin-Welle in diesem Zeitraum gesprochen werden. Die Umwälzung auf dem Gebiet der antibakteriell wirksamen Stoffe verläuft jedoch sehr rasch, und es sieht so aus, als ob wir 1985/86 die Vorläufer einer Chinolon-Welle erlebt hätten.

Tabelle 2 Die sogenannten Cephalosporine der 3. Generation

Cefoperazon*	(Cefobis)*
Cefotaxim	(Claforan)
Cefmenoxim	(Tacef)
Ceftizoxim	(Ceftix)
Ceftriaxon	(Rocephin)
Ceftazidime	(Fortum)
Cefotetan	(Apatef)
Latamoxef	(Moxalactam bzw. Moxam)

* steht zwischen der 2. und 3. Generation

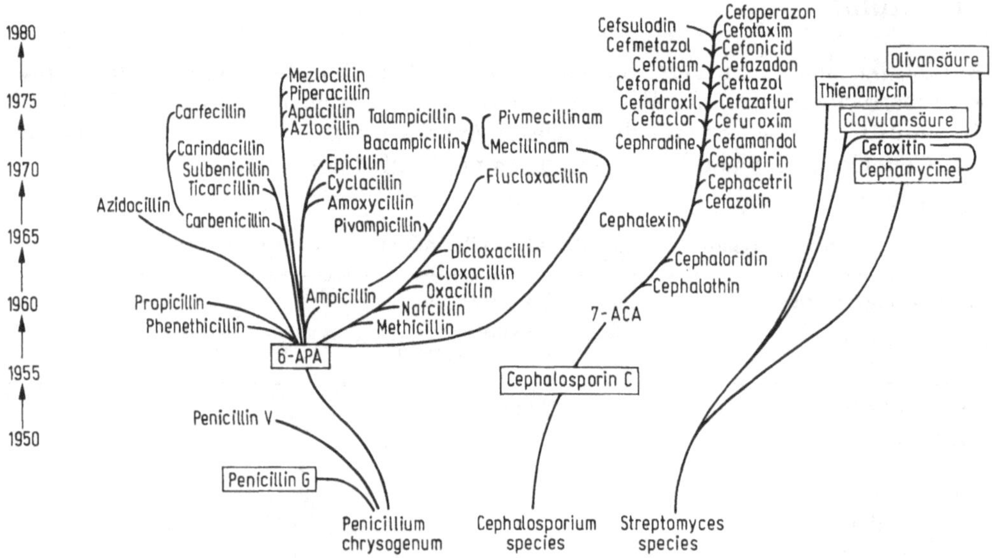

Abb. 1 Historische Entwicklung der Betalaktam-Antibiotika und Betalaktamase-Inhibitoren

Bei der Beurteilung der Zulassungsunterlagen neuer antibakteriell wirksamer Substanzen durch die Behörden besteht in den sogenannten harten Ländern Europas und in den USA im wesentlichen Konsens über die „minimum requirements“.

Mikrobiologie

Antibakterielle Substanzen bieten den großen Vorteil, daß ein umfangreiches Vorscreening im Hinblick auf die Wirksamkeit ohne jeden Tier- oder Menschenversuch möglich ist. Die Untersuchungen zur antibakteriellen Aktivität und zum Wirkspektrum müssen an frischen – d. h. nicht über 2 Jahre alten – klinischen Isolaten der verschiedenen Bakterienspezies durchgeführt werden. Pro Spezies sollten 50 – und

Tabelle 3 Daten zur mikrobiologischen Wirkung von Antibikotika

1. Bestimmung der $MHK_{50\%}$, $MHK_{90\%}$, MBK: ca. 50 Stämme pro Bakterienspezies (frische Klinikisolate), Inokulum 10^5 oder 10^6 Keime/ml
2. Einfluß von pH, Serum, Urin und Inokulum auf MHK
3. Untersuchungen zur Resistenzentwicklung
4. Zuordnung zu Empfindlichkeitsgruppen:
   a. stets oder meist empfindlich
   b. variierende Empfindlichkeit
   c. stets oder meist resistent

mehr – verschiedene Stämme untersucht und die MHK_{90} des Wirkstoffs bestimmt werden (vgl. Tabelle 3). Es ist eine weise Selbstbeschränkung, wenn die Zulassungsbehörden möglichst keine methodischen Vorgaben machen.

Denn auch auf methodischem Gebiet verläuft die Entwicklung schnell, und der Untersucher hat die Reproduzierbarkeit, Genauigkeit und Spezifität der einzelnen Testmethoden gegenüber den Zulassungsbehörden zu rechtfertigen.

Neben der Bestimmung der MHK_{90}-Werte muß deren Abhängigkeit von pH-Wert, Inokulumgröße und Serumproteinen untersucht werden. Wichtig sind außerdem Studien zum Wirkungstyp (bakteriostatisch, bakterizid), zum Wirkungsmechanismus und (bei bakteriziden Substanzen) zur Bakterizidiekinetik. Daneben sollten im Labor die Resistenzentwicklung (Typ und Mechanismen) sowie Parallelresistenzen zu anderen Antibiotikagruppen untersucht werden.

In einem speziellen Gutachten zur medizinischen Mikrobiologie sollten unter Berücksichtigung pharmakokinetischer Daten vom Menschen die untersuchten Erreger je nach Empfindlichkeit in 3 Gruppen geordnet werden:

a) Erreger, die stets oder meist empfindlich sind
b) Erreger, deren Empfindlichkeit variiert
c) klinisch wichtige Erreger, die stets oder meist resistent sind.

Bei parenteralen Antibiotika ist die Aufführung der Erreger nach dem skizzierten Prinzip ein integraler Bestandteil des Abschnitts „Anwendungsgebiete“ in der Gebrauchsinformation.

Von medizinischen Mikrobiologen wird oft der Wunsch geäußert, daß bei neuen Antibiotika gleichzeitig mit der Zulassung durch die Behörde die Bedingungen für die In-vitro-Sensibilitätstestung verbindlich festgelegt werden sollten. Diesem Wunsch konnte jedoch nur dann entsprochen werden, wenn die Behörde ein eigenes Referenzlabor zur Verfügung hätte.

Pharmakokinetik am Tier, Infektionsmodelle

Es ist unmittelbar einleuchtend, daß vor der ersten Verabreichung am Menschen die grundlegenden pharmakokinetischen Parameter im Tierversuch bestimmt sein müssen. Dazu zählen vor allem Erkenntnisse über Konzentration/Zeit-Verläufe in verschiedenen Geweben und Körperflüssigkeiten, über Metabolismus sowie über Ausscheidung (Wege, Ausmaß und Geschwindigkeit) der unveränderten Muttersubstanz und – soweit möglich – der Metabolite.

Bei Substanzen, die einer ausgeprägten Biotransformation unterliegen, muß schon zur Beurteilung der Aussagefähigkeit der toxikologischen Daten das Metabolitenmuster bei den wichtigsten Tierspezies (Ratte, Hund, Kaninchen) bestimmt werden. Im Idealfall sollte für die chronischen Toxizitätsstudien eine Tierspezies ausgewählt werden, bei der der Stoffwechsel des Antibiotikums dem menschlichen Stoffwechsel ähnlich ist. Es kann in einem solchen Fall erwartet werden, daß nicht nur über das toxikologische Profil der Muttersubstanz selbst, sondern auch über die in diesem Fall bei Tier und Mensch gleichen Metaboliten eine Aussage gemacht werden kann.

Am Rande möchte ich noch das Problem der Voraussage von Serumhalbwertzeiten beim Menschen aus Tierdaten streifen. Eine solche Abschätzung ist von Bedeutung für frühe Studien am Menschen in Phase I. Aufgrund empirischer Beobachtungen war bekannt, daß die Halbwertzeit von Betalaktam-Antibiotika, die überwiegend renal eliminiert werden, beim Menschen etwa 4–5mal so lang ist wie bei der Ratte. Neuerdings versuchte Mordenti [1], Zusammenhänge zwischen Serumhalbwertzeit von Antibiotika und Körpermasse, Herzfrequenz, und Geschwindigkeit der Blutzirkulation mathematisch in Form von Exponentialgleichungen zu fassen (vgl. Abb. 2 und 3).

Bei neuentwickelten Antibiotika ist es wichtig, die Wirksamkeit im Tiermodell zu untersuchen. Dies gilt besonders für Substanzen, die dem Körper als „pro-drug" zugeführt werden (z. B. Ampicillin-Ester). Es gibt eine Reihe von Infektionsmodellen, von denen die wichtigsten in Tabelle 4 aufgeführt sind. Wegen der erheblichen Unterschiede bei bakteriellen Infektionen zwischen Mensch und Tier – vor allem hinsichtlich Immunsystem, Metabolismus, Serumhalbwertzeit und Ausscheidung – haben derartige Therapiestudien am Tier nur modellhaften Charakter. Die wirkliche Bewährungsprobe eines Antibiotikums kommt erst in der klinischen Prüfung.

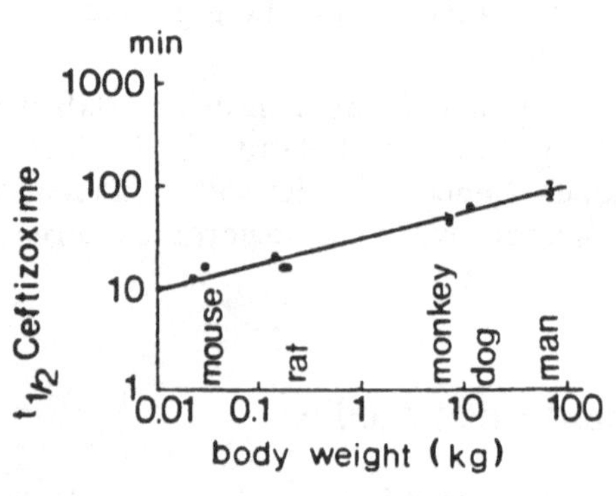

Abb. 2 Doppeltlogarithmisches Diagramm, in dem die Halbwertzeit von Ceftizoxim gegen das Körpergewicht aufgetragen ist (nach Mordenti [1])

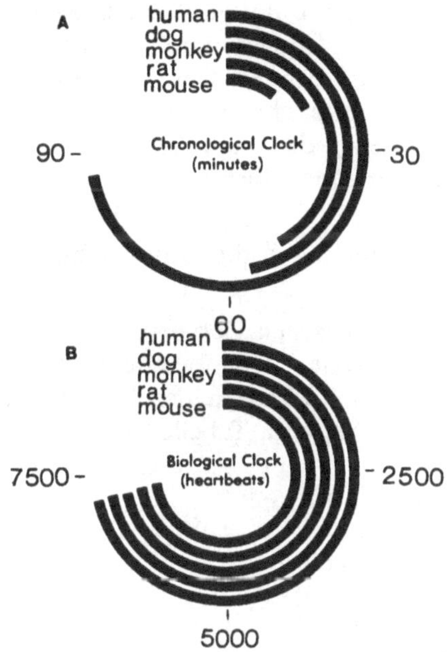

Abb. 3 Ceftizoxim-Halbwertzeiten bei verschiedenen Spezies
A: Halbwertzeiten auf der Basis der chronologischen Zeit (chronologische Uhr)
B: Halbwertzeiten auf der Basis von Herzschlägen (biologische Uhr)
(nach Mordenti [1])

Tabelle 4 Einige grundlegende Infektionsmodelle zum Nachweis der Wirksamkeit im Tierversuch

Art der Infektion	Versuchstier
Systemische Infektion	Maus
Pneumonie	Meerschweinchen
Streptokokken-Endokarditis	Kaninchen
Bakterielle Osteomyelitis	Kaninchen, Ratte
Bakterielle Meningitis	Kaninchen, Ratte, Meerschweinchen, Hund
Harnweginfektion	Ratte, Meerschweinchen
Peritonitis-Modell	Ratte

Toxikologie und Sicherheitspharmakologie

Es gibt auf diesem Sektor keine speziellen Anforderungen für Antibiotika. Ich möchte dennoch kurz einige Punkte in Erinnerung rufen.

Untersuchungen zur akuten, subchronischen und chronischen Toxizität sowie zur Mutagenität werden teilweise vor Beginn der klinischen Prüfung (akute und subchronische Toxizität; Mutagenitätstests), teilweise nach Durchlaufen von Phase I oder Phase II ausgeführt (chronische Toxizität). Im akuten Toxizitätsversuch wird die Information gewonnen, ab welcher Dosis Vergiftungssymptome auftreten. Wichtig ist vor allem die Nachbeobachtung der überlebenden Tiere (siehe auch Sicherheitspharmakologie). Bei der subchronischen und chronischen Toxizitätsprüfung müssen Dosierungen verwendet werden, bei denen die Tiere die Dauer der Prüfung und Nachbeobachtung ohne Schädigung überleben, aber auch solche Dosen, die toxische Erscheinungen hervorrufen.

Zur Erfassung des toxikologischen Profils gehört auch die Untersuchung der Mutagenität, Teratogenität und eventuell Kanzerogenität (vgl. [2] und Tabelle 5).

Über die erforderliche Mindestdauer von toxikologischen Tierversuchen im Verhältnis zur vorgesehenen Anwendungsdauer beim Menschen siehe Tabelle 6. Hier bestehen durchaus unterschiedliche Anforderungen in den Ländern der Europäischen Gemeinschaft im Vergleich zu Canada oder den USA (vgl. Tabelle 7).

Tabelle 5 Informationen aus Studien zur chronischen Toxizität

1. Information zu wiederholter oder langdauernder Medikation
2. Orientierende Untersuchung der Karzinogenität
3. Orientierende Untersuchung der Reproduktionstoxizität
4. Orientierende Untersuchung der Mutagenität
5. Kontrolle der pharmakologischen Wirkungen
6. Organtoxizität, Beeinflussung des Verhaltens, Entstehung von Hyperplasien und Tumoren

Dabei zu beschreiben: Morbidität, aber auch Mortalität; Dosis/Wirkungsbeziehungen

Tabelle 6 Erforderliche Dauer von Studien zur chronischen Toxizität in Abhängigkeit von der vorgesehenen Anwendungsdauer beim Menschen

Vorgesehene klinische Anwendungsdauer	Dauer der Studien
1 Tag	2–4 Wochen
7 Tage	4 Wochen – 3 Monate
30 Tage	3 Monate (4 Wochen – 6 Monate)
Länger als 30 Tage	6 Monate (4–12 Monate)

Tabelle 7 Empfehlungen zur Mindestdauer von Toxizitätsuntersuchungen im Tierversuch

Vorgesehene klinische Anwendungsdauer	Für die Zulassung erforderliche Dauer von Toxizitätsuntersuchungen im Tierversuch		
	Canada	EG	USA
Bis 1 Woche	4–6 Mon.	4 Wochen	bis 3 Monate
Bis 1 Monat	18 Mon.	3 Mon.	bis 6 Mon.
Bis 3 Monate	18 Mon.	6 Mon.	bis 6 Mon.
Mehr als 6 Monate	18 Mon.	6 Mon.	18 Mon. (Nager) 12 Mon. (andere Tiere)

Eine immer größere Bedeutung bekommen präklinische Untersuchungen zur sogenannten Sicherheitspharmakologie. Wie in Tabelle 8 dargestellt, soll bei neuen Antibiotika nicht nur die Wirkung auf autonome Systeme wie Atmung und Herz-Kreislauf untersucht werden – was selbstverständlich ist, sondern auch Effekte auf Zentralnervensystem, Blutgerinnung und Spermatogenese, um nur einige zur Zeit aktuelle Punkte zu nennen. Kenntnisse über die neurotoxische Potenz einer Reihe von antibakteriellen Substanzen gehören durchaus nicht zum Allgemeinwissen der Anwender. Im Tierversuch sollten heute nicht nur krampfauslösende Potenz, sondern auch Verhaltensparameter unter Antibiotikabehandlung bestimmt werden.

Tabelle 8 Übersicht über präklinische Untersuchungsansätze zur sicherheitspharmakologischen Wirkungsbeschreibung

Zu untersuchen sind Wirkungen auf:
Atmung
Herz-Kreislaufsystem
Ausscheidungsorgane (Niere, Leber)
Reproduktionsorgane
Elektrolythaushalt
Hämatopoetisches System
ZNS (Spezialuntersuchungen, z. B. EEG, Verhaltensparameter, Bindungsstudien an GABA-Rezeptoren)
(Immunsystem: z. B. Prüfung auf sensibilisierende Eigenschaften)

Pharmakokinetik (Mensch), Bioverfügbarkeit

Erforderliche Daten sind in Tabelle 9 zusammengefaßt.

Neue Wirkstoffe (Zulassungsanträge mit voller klinischer Dokumentation)

Von ganz wenigen Ausnahmen abgesehen bilden Daten über Pharmakokinetik und Metabolismus einen wichtigen Teil der eingereichten Zulassungsunterlagen. Wenn es technisch möglich ist, sollte von einem neuen Wirkstoff immer die absolute Bioverfügbarkeit am Menschen untersucht werden. Als Maß für die Bioverfügbarkeit wird

Tabelle 9 Erforderliche Daten zur Beschreibung der Pharmakokinetik

1. Ausmaß und Geschwindigkeit der Absorption
2. Verteilungsvolumen
3. Serumproteinbindung
4. Terminale Halbwertzeit
5. Metabolismus
6. Exkretionswege (sowohl Muttersubstanz als auch Metabolite)
7. Totale Clearance
8. Bilanz der Absorption und Exkretion
(Spezielle Untersuchungen, z. B. Aufnahme in zelluläre Bestandteile)

normalerweise die Fläche unter der Konzentration/Zeit-Kurve der pharmakodynamisch aktiven Komponente – handle es sich nun um unveränderte Muttersubstanz oder um aktive Metabolite – im Blut, Plasma oder Serum herangezogen. Man setzt stillschweigend voraus, daß das Konzentration/Zeit-Schema des Wirkstoffs im Blut in einem definierbaren Verhältnis zu dem Konzentrationsverlauf am Ort der pharmakologischen Wirkung steht. Es versteht sich von selbst, daß hierbei empfindliche, standardisierte und reproduzierbare Methoden verwendet werden müssen.

Probleme bei der Bioverfügbarkeit ergeben sich normalerweise nicht bei Arzneiprodukten, welche parenteral verabreicht werden, sondern bei solchen, welche für andere Applikationswege bestimmt sind (z. B. oral, bukkal, sublingual, rektal, perkutan). Ich möchte im folgenden auf einige Punkte hinweisen, die bei der Planung, Durchführung und Auswertung von Bioverfügbarkeitsstudien bedacht werden sollten. Dies gilt natürlich in gleicher Weise für neue und bekannte Stoffe.

Die Versuchsanordnung für Studien über die Bioverfügbarkeit hängt von den physikalischen und biologischen Eigenschaften des einzelnen Präparates ab. Gewöhnlich ist es notwendig, die Pharmakokinetik der Substanz zu charakterisieren, bevor weitere Studien über die Bioverfügbarkeit unternommen werden können. Es gibt keine Sammlung von Regeln oder Richtlinien, die strikt auf jedes Arzneimittel angewendet werden können.

Auswahl der Versuchspersonen

Studien über die Bioverfügbarkeit können an gesunden Menschen oder an Patienten, die das entsprechende Arzneiprodukt benötigen, durchgeführt werden.

Erste Studien werden normalerweise an einer begrenzten Zahl gesunder erwachsener Probanden durchgeführt. Die Auswahlkriterien der Probanden sowie die Versuchsbedingungen müssen im Protokoll definiert und niedergelegt sein. Bei der Auswahl gesunder Erwachsener müssen Faktoren wie Alter, Geschlecht, Gewicht und Arzneimittelgebrauch berücksichtigt werden.

Bei Arzneiformen, die für die orale Gabe bestimmt sind, muß der Einfluß von gleichzeitig aufgenommener Nahrung auf die Bioverfügbarkeit untersucht werden. Dies gilt besonders für Substanzen, bei denen es auf das Erreichen bestimmter Serumspitzenkonzentrationen ankommt. Falls der Verdacht besteht, daß einzelne Hilfsstoffe die Bioverfügbarkeit beeinflussen können, sollte dies genauer untersucht werden (Beispiel: Einfluß von Bentonit auf Absorption von Rifampicin [3]).

Die Bioverfügbarkeit und Pharmakokinetik eines neuen Arzneistoffes muß dosisabhängig untersucht werden. Das bedeutet, daß im gesamten therapeutischen Dosisbereich die Pharmakokinetik studiert wird. Sowohl „single-dose" als „multiple-dose studies" bis zum Erreichen des „steady state" sollten in dem empfohlenen Dosisbereich durchgeführt werden.

Sollte sich herausstellen, daß bei einem Arzneistoff dosisabhängig eine nichtlineare Kinetik beobachtet wird, muß dies Anlaß zu intensiveren Studien sein (Bestimmung von freiem und gebundenem Arzneistoff, dosisabhängig; renale und biliäre Exkretion des Arzneistoffes bei verschiedenen Dosen). Beispiele für nicht-lineare Kinetik: Rifampicin oder Ceftriaxon und Temocillin bei den neuesten Betalaktam-Antibiotika. Die Dosis-Proportionalität der verschiedensten Parameter, wie z. B. AUC, C_{max}, t_{max}, Proteinbindung, renale, biliäre Exkretion, apparent volume of distribution (ermittelt unter „steady state“-Bedingungen) muß aus der Dokumentation in Form einer Übersichtstabelle ersichtlich sein.

Ein anderes Problem stellen die poor absorber dar, Individuen, welche einen bestimmten Arzneistoff zu einem wesentlich geringeren Prozentsatz aufnehmen als der statistische „Durchschnittsmensch“. Problematisch hinsichtlich der therapeutischen Sicherheit kann dieses Phänomen bei Antibiotika sein, und wir kennen diesen Effekt von Makrolid-Antibiotika, z. B. von Erythromycin, und von Gyrase-Hemmstoffen.

Zur erforderlichen Mindestzahl von Versuchspersonen: Auf diese Frage läßt sich keine einfache Antwort geben, die für jedes Problem gültig ist. Parameter wie z. B. Absorptionsquote eines Stoffes, interindividuelle Streuungen, „power“ des Studiendesigns und die Frage, welche Unterschiede noch mit hinreichender Genauigkeit erkennbar sein sollen, bestimmen die Zahl der erforderlichen Probanden mit. Wenn dabei der sogenannte Fehler 2. Art (β-error) berücksichtigt werden soll, wie in den USA vorgeschrieben, wären etwa 27 $\pm$ 3 Versuchspersonen erforderlich. Prinzipiell ist die Zahl der Probanden abhängig von der Größe der Variabilität und von der geforderten statistischen Genauigkeit. Ein Weg, um die Zahl der Probanden möglichst klein zu halten, ist die Verwendung von „internen Standards“, die mit stabilen Isotopen markiert sind [vgl. 6, 7].

Bei oral zu verabreichenden Medikamenten muß die Absorptionsquote nicht unbedingt besonders hoch sein – wenn dies auch wünschenswert ist. – Wichtiger ist, daß sie möglichst konstant ist.

Wenn ein Medikament – wie z. B. Antibiotika – auch bei Neugeborenen und im hohen Alter (in the extremes of age) wahrscheinlich angewandt werden wird, so sind pharmakokinetische Studien an diesen Altersgruppen notwendig. In den meisten Fällen liegen für einen neuen Arzneistoff klinische (therapeutische und pharmakokinetische) Erfahrungen an Kindern und Erwachsenen vor. Nach Zulassung für diese Altersgruppe wagen sich die meisten Ärzte erst an die Bestimmung von therapiebegleitenden Konzentration/Zeit-Profilen bei Säuglingen (vgl. Tabelle 10).

Tabelle 10 Probandengruppen zur Beschreibung der Pharmakokinetik

1. Gesunde Erwachsene (Phase I)
2. Patienten mit Funktionsstörungen der Exkretionsorgane (Niere und Leber)
3. Alte Patienten (Gerontopharmakokinetik)
4. Neugeborene

Prüfung an Patienten

Studien zur Kinetik müssen an Patienten durchgeführt werden, welche an Krankheiten leiden, für die das neue Arzneiprodukt angezeigt ist, wenn

a) der Arzneistoff ein zu großes Risiko für gesunde Freiwillige in sich birgt (z. B. Zytostatika)

b) erwartet werden muß, daß das pharmakokinetische Muster bei diesen Patienten wesentlich verschieden ist von gesunden Freiwilligen. Dies gilt z. B. für Patienten mit stark eingeschränkter Nierenfunktion, wenn der Arzneistoff überwiegend renal ausgeschieden wird; Patienten mit eingeschränkter Leberfunktion, wenn z. B. der Arzneistoff durch Biotransformation inaktiviert wird und dadurch eine Verlängerung der Eliminationshalbwertzeit zu befürchten ist (z. B. Pefloxacin).

Fixe Kombinationen, welche wenigstens einen neuen Arzneistoff enthalten, z. B. Co-Tetroxazin (Tetroxoprim und Sulfadiazin) und Kombinationen mit Betalaktamase-Hemmstoffen, z. B. Clavulansäure und Amoxicillin oder Sulbactam und Ampicillin, werden generell wie ein neuer Stoff behandelt. Dies trifft nicht nur für die präklinische Toxikologie, sondern auch für die Pharmakokinetik und Klinik zu. Nach der EG-Richtlinie über Kombinationsarzneimittel muß die Kombination gerechtfertigt sein: Jeder der Kombinationspartner muß für jede der Indikationen zur Wirksamkeit beitragen. Bei solchen Kombinationen muß zusätzlich nachgewiesen werden, daß die Bioverfügbarkeit des einen Kombinationspartners nicht durch den anderen beeinflußt wird. Das bedeutet, daß die Bioverfügbarkeit der Einzelkomponenten als Monosubstanz verglichen werden muß mit den Konzentration/Zeit-Profilen der Einzelkomponenten in der Kombination.

Antibiotika zur Anwendung auf der Haut bzw. in der Scheide

Sofern durch diese Applikation keine systemische Wirkung hervorgerufen (wie z. B. Peptid-Antibiotika, Antimykotika), sondern lediglich lokale Effekte erzielt werden sollen, erwarten wir, daß (aus toxikologischen Gründen) der Prozentsatz der Dosis bestimmt wird, welcher im großen Kreislauf erscheint. Als einfachster Weg kann hierzu die Menge des Arzneistoffs bestimmt werden, die mit dem Urin ausgeschieden wird, als ein Maß für den Prozentsatz des Arzneimittels, welcher systemisch präsent war.

Darstellung der experimentellen Daten

Die Versuchsprotokolle sollten angemessene Informationen enthalten im Hinblick auf:

Methodik: z. B. Zeitplan der Probenentnahme, Stabilität der Substanzen während der Lagerung, Standards, Wiederfindung, analytische Verfahren (z. B. Vergleich HPLC und mikrobiologische Bestimmungsmethoden bei Antibiotika), deren Spezifität und Genauigkeit (Empfindlichkeit und Reproduzierbarkeit);

Versuchspersonen: Wahl der Versuchsperson und der Applikationswege; Beschreibung der Versuchspersonen; Angabe ob das Medikament auf nüchternen Magen gegeben wurde oder nicht;

Grundlegende kinetische Parameter (dosisabhängig bestimmt): z. B. AUC, C_{max}, t_{max}, Lag-time, $t_{1/2}$, scheinbares Verteilungsvolumen.

Es sollen Daten und Kurven eingereicht werden, die bei den einzelnen Individuen bestimmt worden sind und nicht nur Mittelwerte. (vgl. Tabelle 11)

Tabelle 11 Darstellung der pharmakokinetischen Daten

1. Methodik
2. Versuchspersonen
3. Individuelle Meßdaten und Kurven
4. Grundlegende kinetische Parameter (dosisabhängig): AUC, C_{max}, t_{max}, $t_{1/2}$, Lag-time, V_d
5. Interpretation der Daten: z. B. Hypothese, Vertrauensintervalle

Interpretation der Meßdaten

Es sollen die mathematischen Verfahren (Computer-Analyse, pharmakokinetische Formeln) angegeben werden, welche zur Auswertung der Meßdaten verwendet wurden, einschließlich ihrer Vertrauensgrenzen.

Ebenso sollten die pharmakokinetischen Rechenmodelle (beschreibende oder interpretierende Analyse) angegeben werden sowie die Hypothese (bei Bioäquivalenz-Untersuchungen), z. B. daß kein Unterschied zwischen 2 Formulierungen bestehe.

Das zusammenfassende und bewertende Gutachten sollte eine Diskussion und Bewertung der gemessenen Parameter im Lichte von publizierten Daten über den gleichen Wirkstoff enthalten.

Situationen, in denen die Bioverfügbarkeit nicht grundsätzlich untersucht werden muß

1. Wenn das Arzneimittel lediglich für die intravenöse Gabe gedacht ist.
2. Wenn das Fertigprodukt nur für lokale Anwendung vorgesehen ist (z. B. Antimykotika in Salbenform). Dies schließt jedoch die Notwendigkeit von Untersuchungen über den Übertritt des Wirkstoffes in den großen Kreislauf nicht aus.
3. Wenn die Arzneiform eine orale Zubereitung eines Wirkstoffes ist, der aus dem Gastrointestinaltrakt nicht absorbiert wird (z. B. Polyenantimykotika wie Amphotericin B). Auch hier gilt wie bei Dermatika, daß der Prozentsatz einer Dosis, welcher im allgemeinen Kreislauf erscheint, bestimmt werden soll.
4. Wenn das Arzneimittelfertigprodukt sich lediglich im Hinblick auf die Menge an Wirkstoff von einem anderen unterscheidet, dessen Bioverfügbarkeit untersucht worden ist, und wenn außerdem folgende Bedingungen erfüllt sind:
   a) gleiche galenische Form
   b) das gleiche Verhältnis von Wirkstoff und Hilfsstoffen
   c) vom gleichen Hersteller produziert
   d) gleiches Dissolution/Zeit-Profil für beide (od. mehrere Stärken) im In-vitro-Dissolutionstest
   e) kein Problemstoff hinsichtlich Bioverfügbarkeit.

Vgl. hierzu auch Abb. 4 und Tabellen 12 und 13.

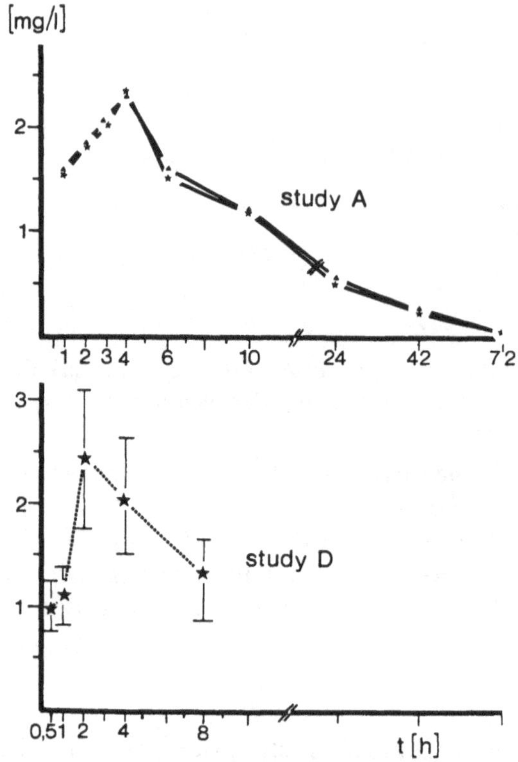

Abb. 4 Beispiele von Bioverfügbarkeitsstudien aus der Zulassungspraxis: Studie D ist nicht akzeptierbar, da $AUC_{8\to\infty} > 30\%$ der $AUC_{0\to\infty}$

Tabelle 12 Situationen, in denen Bioäquivalenzstudien bei Generics erforderlich sind

1. Bei Gefährdung des Patienten infolge Unwirksamkeit
2. Bei schmaler therapeutischer Breite (Sicherheitsrisiko)
3. Bei speziellen Formulierungen (z. B. Retard, Suppositorien)
4. Bei fixen Kombinationen
5. Bei bekannten Problemstoffen (z. B. Poor-absorber-Phänomen)

Tabelle 13 Situationen, in denen die Bioverfügbarkeit nicht grundsätzlich untersucht werden muß

1. Bei Arzneimitteln, die lediglich für die i.v.-Gabe gedacht sind
2. Bei Fertigprodukten für die lokale Anwendung (z. B. Antimykotika)
3. Bei oraler Zubereitung eines Wirkstoffs, der nicht absorbiert wird (z. B. Aminoglykoside)
4. Wenn das Fertigprodukt sich lediglich im Hinblick auf die Wirkstoffmenge von einer geprüften Arzneiform unterscheidet

Klinische Prüfung von Antibiotika

Das Prüfprotokoll für Antibiotika unterscheidet sich nicht wesentlich von dem anderer Medikamente. Bei den Antibiotika besteht ein Vorteil darin, daß die Eradikation der Erreger als zusätzliches hartes Kriterium für die Wirksamkeit bei verschiedenen Indikationen herangezogen werden kann.

Wesentlich bei der Untersuchung auf therapeutische Wirksamkeit ist die exakte Definition bei der Formulierung der Fragestellung. Vor Beginn der Studie muß festgelegt sein, was im konkreten Fall der geplanten Studie unter Indikation und Wirksamkeit der Substanz verstanden wird. Generell kann gesagt werden, daß die Indikation zu einer Therapie mit der Diagnose gegeben ist. Oftmals jedoch ist eine Diagnose nicht sicher zu stellen, und die Indikation zur Therapie wird durch Symptome oder Symptomenkomplexe definiert. Hierbei ist es sehr wichtig, genaue Abgrenzungen vorzunehmen (Einschlußkriterien). Klar definiert muß auch sein, welche Patienten trotz der vorhandenen Indikation für das potentielle Arzneimittel nicht in die Studie einbezogen werden (Ausschlußkriterien).

Ein zweites Problem bei Phase-II- (und auch bei Phase-III-)Prüfungen ist die Festlegung der Kriterien für die Wirksamkeit.

Untersuchungsziele in Phase III sind u. a. Vergleichsprüfungen mit anderen Medikamenten, Langzeitversuche bei notwendiger chronischer Anwendung, Inzidenz von unerwünschten Arzneiwirkungen, Bestimmung von Antibiotikakonzentrationen in menschlichen Geweben (Operationsmaterial), z. B. in Knochen, Niere, Prostata, Tonsillen.

Ausführlichere Untersuchungen zum Metabolismus und zum Auffinden möglicher genetisch bedingter Differenzen sollten ebenfalls während dieser Phase vorgenommen werden. Insbesondere muß der Einfluß einer eingeschränkten Nieren- und einer gestörten Leberfunktion auf die Geschwindigkeit der Ausscheidung des Arzneimittels untersucht werden.

Die genannten Ziele erfordern eine entsprechend große Anzahl von Patienten, so daß meist multizentrische Studien notwendig werden. Bei der klinischen Prüfung neuer Antibiotika werden die Studien meist als offene Versuchsanordnung, eventuell in einfachem Blindversuch, durchgeführt.

Diese Form der Prüfung liefert dann korrekte Ergebnisse, wenn objektive Parameter zur Verfügung stehen, um die Wirksamkeit des Arzneimittels festzustellen („harte Daten“).

Bei der klinischen Prüfung neuer Antibiotika, die bekannten Wirkgruppen zugeordnet werden können – z. B. Cephalosporine der sog. 3. Generation – sind meiner Meinung nach Studien mit historischen Vergleichen erlaubt. Auch ohne Kontrollgruppen kann die Wirksamkeit plausibel gemacht werden. Eine Beweisführung ist jedoch nur durch Vergleich (kontrollierte Studie) gegen anerkannte Therapien möglich.

Über die Aufschlüsselung der klinischen Daten siehe Tabellen 14 und 15. Die Qualität des klinischen Sachverständigengutachtens, dem im Arzneimittelgesetz bisher schon eine große Bedeutung beigemessen wurde, wird in naher Zukunft durch die Erstellung der sogenannten „evaluation reports" noch entscheidender sein. Neben der zusammenfassenden und bewertenden Stellungnahme zum Wirksamkeitsaspekt sollten in Zukunft auch die unerwünschten Wirkungen und vor allem die Todesfälle unter der Therapie detaillierter dargestellt und analysiert werden.

Tabelle 14 Klinische Prüfung neuer Antibiotika: Übersicht über die klinischen Daten pro Indikation

1. Patienten-Basisdaten (Zahl, Altersverteilung, Geschlechtsverteilung)
2. Dosisregime (Häufigkeitsverteilung, wenn unterschiedliche Tagesdosen verwendet wurden)
3. Dauer der Therapie (Häufigkeitsverteilung)
4. Kontrolle der Wirksamkeit (z. B. bakteriologisch)
5. Unerwünschte Wirkungen (in Prozent)
6. Todesfälle (Bewertung)

Falls kontrollierte Studien durchgeführt wurden, sind gleiche Angaben für das Referenz-Chemotherapeutikum erforderlich.

Tabelle 15 Inhalt der klinischen Dokumentation

1. Name der Firma und des Arzneistoffs
2. Untersucher (Name und Anschrift)
3. Ort, Zeitraum und Zweck der Studie
4. Klinische Phase, Studienprotokoll
5. Zahl der Patienten und Diagnosen
6. Arzneimittelform, Applikationsweg, Dosierungsschema
7. Dauer der Behandlung
8. Referenz-Arzneimittel (Dosierungsschema)
9. Fundstelle in den Zulassungsunterlagen
10. Zusammenfassung

Biometrische Auswertung klinischer Prüfungen

Die biometrische Auswertung der erfaßten Daten ist eine zwingende Notwendigkeit, um aus den Rohdaten entsprechende Schlüsse ziehen zu können. Der erste Schritt bei der Auswertung ist die Fehleranalyse, gefolgt von der Prüfung, ob die Zufallszuteilung tatsächlich korrekt durchgeführt wurde. Damit wird ausgeschlossen, daß Unterschiede zwischen den Gruppen durch Strukturunterschiede und nicht durch die unterschiedliche Behandlung bedingt sind. Essentieller Teil jeder statistischen Auswertung ist eine statistische Beschreibung aller beobachteten Merkmale in den verschiedenen Untergruppen (sogenannte deskriptive Statistik). Besonders wichtig ist es zu untersuchen, welche der zunächst in die Studie aufgenommenen Patienten während des Verlaufs der Studie aus verschiedenen Gründen ausscheiden („drop-outs"). Diese

Ausscheider können eine zu Beginn korrekte Zufallszuteilung zunichte machen. Deswegen muß man die Struktur dieser Gruppe hinsichtlich Alter, Geschlecht, Art und Schwere der Krankheit, Risikofaktoren sowie Gründe des Ausscheidens und weiteres Schicksal, wenn irgend möglich, mitteilen [9].

Erst dann wird die Frage, ob das Medikament einen anderen Effekt hat als Plazebo oder Vergleichspräparat, statistisch geprüft. Die Auswahl des für diese Prüfung verwendeten statistischen Tests muß sich am jeweiligen Problem orientieren. Die Aussage, die nach Anwendung eines solchen statistischen Tests möglich ist, lautet: Die Behandlungsgruppe unterscheidet sich stärker von der Vergleichsgruppe, als dies durch Zufall erwartet werden kann.

Neuerdings wird auch die Frage diskutiert, welcher „bias" in eine klinische Studie eingebracht wird durch die Aufnahme von Patienten trotz des Zutreffens von Ausschlußkriterien sowie durch die Patienten, die ihre Einwilligung zur Teilnahme an der klinischen Prüfung nicht geben, trotz zutreffender Einschlußkriterien. Diese Patienten sollten hinsichtlich Alter, Geschlecht etc. dokumentiert werden, und die Struktur dieser Gruppe sollte im Hinblick auf die teilnehmende Gruppe vergleichend dargestellt werden.

Literatur

[1] Mordenti, I.: Forecasting Cephalosporin and Monobactam Antibiotic Half-Lives in Humans from Data Collected in Laboratory Animals. Antimicrob. Agents Chemother. *27:* 887–891 (1985)

[2] Drugs between Research and Regulations. In: Steichele, C.; Abshagen, U.; Koch-Weser, I. (Eds.): Proceedings of the 5th International Meeting of Pharmaceutical Physicians (Munich, October 14–17, 1984). Steinkopff, Darmstadt and Springer, New York (1985)

[3] Boman, G.; Lundgren, P.; Stjernström, G.: Mechanism of the Inhibitory Effect of PAS Granules on the Absorption of Rifampicin: Adsorption of Rifampicin by an Excipient, Bentonite. Europ. J. Clin. Pharmacol. *8:* 293–299 (1975)

[4] Andrews, P. A.; Thompson, G. M.; Ward, C.: A Regulatory View of the Medicines Act in the United Kingdom. J. Clin. Pharmacol. *24:* 6–18 (1984)

[5] Somberg, I. C.: Bioequivalence or Therapeutic Equivalence (Editorial). J. Clin. Pharmacol. *26:* 1 (1986)

[6] Gammans, R. E.; Mackenthun, A. V.; Russell, I. W.: Comparative bioavailability of trazodone formulations using stable isotope methodology. Br. J. Clin. Pharmacol. *18:* 431–437 (1984)

[7] d' A. Heck, H. et al.: Bioavailability of Imipramine Tablets. Relative to a Stable Isotope-Labeled Internal Standard: Increasing the Power of Bioavailability Tests. J. Pharmacokin. Biopharmaceutics *7:* 233–248 (1979)

[8] Grahnen, A.: The Impact of Time-Dependent Phenomena on Bioequivalence Studies. In: Breimer, D. D.; Speiser, P. (Eds.): Topics in Pharmaceutical Sciences. Elsevier Science Publishers, pp. 179–190 (1985)

[9] Gundert-Remy, U.: Die Studien sorgfältig planen. Klinikarzt *14:* 893–895 (1985)

[10] Brazzell, R. K.; Colburn, W. A.: Controversy I: Patients or Healthy Volunteers for Pharmacokinetic Studies? J. Clin. Pharmacol. *26:* 242–247 (1986)

Bedeutung von klinischen Therapiestudien zur Bewertung neuer Infektionstherapeutika

H. Lode

In den letzten Jahren sind eine große Anzahl von neuen Antibiotika aus unterschiedlichen Substanzklassen in die Infektionstherapie eingeführt worden. Nur selten ist es für den „normalen" klinisch tätigen Arzt möglich, differenzierte Wertungen neuer Infektionstherapeutika vorzunehmen. Aus diesem Grunde ist er darauf angewiesen, bei neuen Substanzen objektive, sachliche und korrekte Informationen über die mikrobiologische Aktivität, das antibakterielle Spektrum, die Pharmakokinetik, die klinische Wirksamkeit, die Toleranz und die Kosten nicht nur vom Hersteller, sondern aus seriösen Publikationen zu erhalten. Während die Erarbeitung von mikrobiologischen und pharmakokinetischen Daten im Labor bzw. an freiwilligen Probanden unter standardisierten Bedingungen relativ einfach möglich ist, sind klinische Therapiestudien, insbesondere kontrollierte Studien, besonders schwierig.

Bei der Beurteilung von Patienten mit möglicherweise chemotherapeutisch zu beeinflussenden Infektionen müssen folgende Überlegungen ablaufen:

1. Anamnestische Infektionsmöglichkeiten
2. Art des Infektionsortes (ambulant – nosokomial)
3. Bedrohlichkeit der individuellen Erkrankung
4. Infektionslokalisation
5. Behandelbarkeit der Infektion
6. Vor- bzw. Basiserkrankungen
7. Erfassung von Leber- und Nierenfunktion
8. Einschätzung des Immunstatus (Granulozytenzahl, Lymphozytenzahl und Funktion usw.)
9. Medikamentenallergie
10. Mögliche Interaktionen bei Verabreichung unterschiedlicher Substanzgruppen
11. Ausschluß oder Bestätigung einer Schwangerschaft

Die Beurteilung dieser Infektionsparameter entscheidet weitgehend über Auswahl und Dosierung des jeweiligen Antibiotikums. Die Fülle der Parameter zeigt sehr deutlich, wie schwierig und komplex heute eine moderne antibiotische Therapie am Krankenbett oder in der Praxis aussehen kann.

Bei der Entwicklung neuer Antibiotika wird zunächst nach der Beschreibung der mikrobiologischen und pharmakokinetischen Eigenschaften eines Antibiotikums die Wirkung des jeweiligen Chemotherapeutikums im standardisierten Tier-Infektionsmodell untersucht. Sind die Ergebnisse der Tier-Infektionsmodelle zufriedenstellend, wird im Zusammenhang mit den Daten der Toxikologie die Substanz für klinische Studien der Phasen II und III auf der Basis von strikt kontrollierten Vorschriften des Arzneimittelgesetzes für klinische Studien zur Verfügung gestellt. Die Aufgaben der klinischen Studien mit neuen Antibiotika, wie sie im Arzneimittelgesetz zwingend vorgeschrieben sind, können folgendermaßen definiert werden:

1. Nachweis der Wirksamkeit der neuen Substanz gegen definierte Infektionen, wobei zumeist mit unkomplizierten Erkrankungen (wie z. B. Harnweginfektionen) begonnen wird.
2. Es muß beim Patienten der Nachweis der Verträglichkeit geführt werden, wozu engmaschige Beobachtungen und auch biochemische Kontrollen der wesentlichen klinisch-chemischen bzw. hämatologischen Parameter dienen.
3. Nicht selten dient die klinische Studie auch der Erarbeitung optimaler Dosierungen, da In-vitro-Daten und mikrobiologische und pharmakokinetische Daten durchaus mit den klinisch notwendigen bzw. ausreichenden Dosierungen nicht in Übereinstimmung zu stehen brauchen.
4. Von Interesse und von besonderer Bedeutung erscheint auch der Vergleich der Patienten-Pharmakokinetik während längerer Therapiedauer mit entsprechend multipler Applikation des neuen Pharmakons gegenüber der Pharmakokinetik an freiwilligen Probanden, die zumeist als Einmalgabe abgelaufen ist.
5. Die Pharmakokinetik der neuen Substanz bei Behandlung von nieren- bzw. leberinsuffizienten Patienten ist besonders dann von Bedeutung, wenn spezielle Eliminationswege der untersuchten Substanz vorliegen.
6. Die Behandlung von Infektionen bei immungestörten Patienten (z. B. Patienten mit Leukosen, Transplantationspatienten) ist besonders schwierig und sollte erst nach erfolgreicher Erprobung des neuen Pharmakons bei unkomplizierteren Infektionen vorgenommen werden.
7. Ohne Zweifel sollten bei definierten Infektionsindikationen möglichst mehrere hundert Patienten unter streng kontrollierten Bedingungen behandelt werden, um die Auflagen des Arzneimittelgesetzes voll zu erfüllen.

Da immer wieder klinische Studien zumeist von wenig sachkundiger Seite sehr kritisch und teilweise auch diffamierend beurteilt werden, soll kurz auf die für Patienten durchaus positiven Aspekte klinischer Studien eingegangen werden. Diese Aspekte beruhen auf Erfahrungen mit derartigen Untersuchungen über einen Zeitraum von mehr als 12 Jahren in einem Universitätshospital (Tab. 1).

Tabelle 1 Patientenaspekte der klinischen Studien mit Antibiotika

1. Studienprotokolle geprüft und genehmigt durch ethisches Komitee
2. Beteiligung nur nach schriftlicher bzw. mündlicher Einwilligung des Patienten (Helsinki-Deklaration)
3. Eingesetzte Antibiotika zumeist Therapieverbesserung
4. Überwachung (qualifizierte Ärzte; Labor-, Spiegelkontrollen) besser als außerhalb der Studie
5. Kosteneinsparung für Medikamente

Zunächst muß festgehalten werden, daß die Patienten in derartigen Studien nur auf der Basis von geprüften und sehr aufwendigen Studienprotokollen untersucht werden, die darüber hinaus durch das örtliche ethische Komitee genehmigt worden sind. Die Beteiligung des individuellen Patienten an einer derartigen Studie erfolgt auf der

Basis der Helsinki-Deklaration nur nach schriftlicher bzw. protokollierter mündlicher Zustimmung des Patienten in Gegenwart von Zeugen. Darüber hinaus wird der Patient nach der ausführlichen Aufklärung über Indikation und Nebenwirkung des jeweiligen Antibiotikums auch dahingehend informiert, daß er jederzeit die Studie abbrechen kann. Zu beobachten ist bei derartigen Studien auch, daß die neuen Antibiotika zumeist gegenüber herkömmlichen Substanzen eine Therapieverbesserung, sei es hinsichtlich der Wirksamkeit und/oder der Verträglichkeit, darstellen. Bei jedem Patienten einer derartigen Studie ist eine engmaschige Überwachung durch qualifizierte Ärzte und durch regelmäßige Laborkontrollen (wie auch in unseren Studien mittels therapeutischem Drug-Monitoring) in einem so hohen Maße gewährleistet, daß die Patienten in der Regel besser überwacht werden als außerhalb einer Studie. Ein nicht unwichtiger Faktor ist auch die Kosteneinsparung für sonst notwendige andere Antibiotika für die eigene Krankenhausapotheke, was bei größeren Studien bei schweren Infektionen ganz beachtliche Ausmaße annehmen kann. – Insgesamt entkräften nach unseren langjährigen Erfahrungen die positiven Aspekte der engmaschigen Überwachung der Patienten in den Studien durchaus die kritischen Einwände. Dies wird auch dadurch deutlich, daß viele Patienten die besondere Zuwendung während einer solchen Studie als angenehm empfinden und durch die engmaschigen Kontrollen frühzeitig Probleme oder andere Auffälligkeiten im Verlauf erkannt werden.

Tabelle 2 Aspekte prospektiver, randomisierter Vergleichsstudien mit Antibiotika

1. Vergleich bewährter Standardtherapie mit neuer Substanz
2. Vergleich zweier unterschiedlicher Substanzgruppen
3. Vergleich der Effektivität und Verträglichkeit
4. Bestimmung der Pharmakokinetik beim infizierten Patienten unter praktischen Therapiebedingungen
5. Erfolgs- und Mißerfolgsdefinitionen einheitlich, aber nicht unproblematisch
6. Biomathematisch häufig zu niedrige Patienten- bzw. Infektionszahlen

Seit vier Jahren führen wir in unserer Arbeitsgruppe nur noch prospektive randomisierte Vergleichsstudien mit Antibiotika durch (Tab. 2). Dies orientiert sich an den Anforderungen der internationalen Literatur und an den Forderungen der FDA. Die Struktur derartiger Studien kann zunächst darin begründet werden, daß ein Vergleich bewährter Standardbehandlungen mit einer neuen Substanz vorgenommen wird, es ist aber auch der Vergleich von zwei Substanzen aus unterschiedlichen pharmakologischen Gruppen denkbar. Verglichen wird in solchen Studien die Wirksamkeit und Verträglichkeit, jedoch auch die Compliance der Patienten und die praktischen Probleme bzw. Modalitäten der täglichen Therapie am Krankenbett. Auch die Bestimmung der Pharmakokinetik beim infizierten Patienten unter einer längerdauernden Therapie mit mehrfach täglicher Applikation gibt weitere Informationen als die aus der Einmalkinetik an Probanden. Die Erfolgs- und Mißerfolgsdefinitionen sind zwar weitgehend einheitlich international standardisiert, sie sind jedoch bei verschiedenen Krankheitsbildern (z. B bei tiefen Atemweginfektionen) durchaus nicht unproblematisch. Häufig ist leider bei unizentrischen Studien die Patienten- bzw.

Infektionszahl für eine definitive Beurteilung relativ niedrig und erlaubt häufig nur begrenzte Aussagen; nach unseren Erfahrungen sollte bei einer Infektionsindikation in einem Studienarm die Zahl von 25–30 nicht unterschritten werden.

Einige Besonderheiten bei der Infektionstherapie seien noch erwähnt (Tab. 3). So sind Doppelblind-Studien gegen Plazebo heute bei stationär behandelten Patienten mit zumeist schweren Infektionen aus ethischen Gründen nicht möglich. Die blinde Behandlung ohne Kenntnis des Erregers und dessen Resistenz ist in der Anfangsphase einer Infektion immer problematisch, so daß eine Doppelblind-Studie auch bei Vergleich wirkungsmäßig identischer Substanzen sicherlich recht kritisch ist. Immerhin sind derartige prospektive randomisierte Doppelblind-Studien durchaus auch bei schweren Infektionen mit Aminoglykosiden in Kombination mit Betalaktam-Antibiotika im John-Hopkins-Hospital in Baltimore in den vergangenen Jahren durchgeführt worden (Smith et al., 1983). Die schon angeführte häufig zu kleine Zahl von Patienten in unizentrischen Studien kann zwar mittels multizentrischer Protokolle erhöht werden, jedoch ergeben sich dabei häufig trotz gleicher Basisvoraussetzungen unterschiedliche Erfolgskriterien, Begleitmedikationen, Untersuchungsverfahren und andere Einwände.

Tabelle 3 Probleme klinischer Studien mit Antibiotika

1. Doppelblindstudie gegen Plazebo aus ethischen Gründen nicht möglich
2. Doppelblindstudie nur bei Vergleich wirkungsmäßig identischer Substanzen möglich
3. Blinde Behandlung ohne Kenntnis des Erregers und dessen Resistenz problematisch
4. Prospektiver randomisierter Therapievergleich bei definierten Infektionen häufig biomathematisch unbefriedigend (zu kleine Zahlen)
5. Multizentrische Studien: Trotz gleicher Protokolle unterschiedliche Erfolgskriterien, Begleitmedikationen u. a.

Bei der klinischen Erfolgsbeurteilung bestehen ebenfalls beträchtliche Unterschiede bei den häufigsten Infektionen, denen der Harnwege und denen der Atemwege. Zwar sind die Definitionen für Erfolg, Mißerfolg, Persistenz, Rezidiv und Reinfektion bei Harnweginfekten weitgehend exakt festgelegt, dies ist jedoch bei der purulenten Exazerbation einer chronischen Bronchitis schwieriger. Auf der Basis der von Pines et al. (1972) vorgeschlagenen Verlaufsparameter der ärztlichen Befunde, der Sputummenge, der makroskopischen Sputumbeschaffenheit sowie des am Bett zu bestimmenden maximalen exspiratorischen Flows haben wir allerdings auch bei diesem Krankheitsbild heute einige standardisierte Beurteilungskriterien zur Verfügung. Dennoch ist bei häufig persistierenden Erregern einer Bronchitis und anhaltendem Auswurf des individuellen Patienten häufig eine abschließende eindeutige Beurteilung schwierig, und zumeist sind wir mit einer klinischen Verbesserung und der damit verbundenen Möglichkeit zur Entlassung des Patienten zufrieden.

Hinsichtlich der Bewertung von Unverträglichkeitsreaktionen sollte der Zusammenhang eindeutig definiert werden in: Sicherer, wahrscheinlicher, möglicher, unwahrscheinlicher oder auszuschließender Zusammenhang. Das Ausmaß der Nebenwirkungsreaktionen sollte graduiert werden in drei unterschiedliche Grade (mild, mittelgradig und schwer), wobei als besonders harter Parameter der Abbruch der Behandlung erfaßt werden muß (Tab. 4). Die Probleme einer zu engen Erfassung von Nebenwirkungen – sei es von der subjektiven und objektiven Symptomatik her, sei es von der Erfassung der biochemischen Veränderungen – liegen darin, daß die Rate dieser Unverträglichkeitsreaktionen bei sehr sorgfältiger Überwachung erstaunlich hoch ausfallen kann, z. B. bei Betalaktam-Antibiotika zwischen 20 und 25%. Hierbei ist es allerdings häufig fast unmöglich, ausgeprägte Reaktionen unterschiedlichen Substanzklassen von Pharmaka oder den Grunderkrankungen der Patienten zuzuordnen.

Tabelle 4 Beurteilung von Unverträglichkeiten, Ausmaß der Nebenwirkungsreaktionen

1. Mild	– Geringe transiente Symptome und Befunde; keine spezifische Therapie notwendig; normale Aktivität, keine Behinderung
2. Mittelgradig	– Deutliche Symptome und Befunde, die Behandlung erfordern; Behinderung der üblichen Aktivität
3. Schwer	– Lebensbedrohliche Reaktionen mit Notwendigkeit zur eingreifenden Behandlung; Inaktivierung des Patienten

Zusammenfassend kann auf der Basis unserer Erfahrungen der letzten Jahre festgestellt werden, daß der prospektive randomisierte klinische Vergleich zumeist von neuen Antibiotika aus unterschiedlichen Substanzgruppen bezüglich der Wirksamkeitsunterschiede, der Toleranz, des pharmakokinetischen Verhaltens unter einer länger andauernden Behandlung, der Resistenzentwicklung, der Akzeptanz durch die Patienten wesentlich verbesserte Erkenntnisse erbracht haben. Ohne Zweifel liegt die Bewährungsprobe jedes neuen Antibiotikums in der klinischen Anwendung bei definierten Infektionen unter streng kontrollierten Bedingungen.

Zusammenfassung der Diskussionen

Grundsätzliche Fragen der Infektiologie

N.N.: Existieren Betalaktamasen, die von der Clavulansäure nicht erfaßt werden?

Adam: Es gibt einige Betalaktamasen, gegen die Clavulansäure in vitro nicht wirksam ist. Inwieweit diese in vivo eine Rolle spielen, weiß man bei der Behandlung von Patienten nicht. Die üblichen normalerweise entstehenden Betalaktamasen werden bis zu ca. 80% von der Clavulansäure inhibiert. Das Interessante dabei ist, daß diese Substanzen alle sowohl Inhibitoren als auch Betalaktamase-Induktoren sein können, die Clavulansäure ist ja auch ein Betalaktam-Molekül, nur nicht antibakteriell wirksam. Penicilline können selbst als Betalaktamase-Inhibitoren wirken, wenn sie in hohen Dosen appliziert werden. Herr Spitzy wußte das schon vor 30 Jahren mit seiner Hochdosistherapie bei E. coli-Harnweginfektionen; er hat gesagt, wenn man entsprechend hohe Mengen verabreiche, wird auch die Betalaktamase dieser Keime inhibiert. Das geht auch und läßt sich in vitro nachweisen. Je höher der Penicillinanteil dabei ist, desto niedriger kann der Clavulansäureanteil wegen der Eigenhemmung des Penicillinmoleküls gewählt werden.

Wiedemann: Es wird immer wieder der Begriff der Resistenzinduktion gebraucht, und nachdem Frau Sanders so intensiv über die induzierbaren Betalaktamasen geschrieben hat, sollten wir den Begriff „Induktion“ tatsächlich für das Phänomen der Induktion bestimmter Mechanismen, in diesem Fall der Betalaktamasen, reservieren und im übrigen von „Resistenzselektion“ sprechen. Das sind zwei verschiedene Dinge, denn die Induktion geht natürlich wieder zurück, die Bakterien sind hinterher wieder empfindlich. Bei der Resistenzselektion bleiben die Bakterien selbstverständlich resistent.

Wiedemann: Welche Rolle spielt die Diagnostik, nicht nur die klinische, sondern insbesondere die bakteriologische Diagnostik, bei der Wahl von Schmalspektrum- bzw. Breitspektrumantibiotika? Welche Konstellation brauchen wir, um der Forderung nach Schmalspektrumantibiotika, die wir uns ja alle wünschen, auch verwirklichen zu können, und was können wir auf diesem Sektor tun – verbesserte bakteriologische Diagnostik vielleicht?

Adam: Es ist vom klinischen Standpunkt her für die meisten Fachleute selbstverständlich, daß sie wissen, wie z. B. eine Angina behandelt wird oder eine Harnweginfektion etc. – klinische Indikation ist sicher nicht das Thema, wenn man von Standarderkrankungen ausgeht. Der Punkt ist: Was brauchen wir, um die Diagnostik zu verbessern? Und da gibt es eine ganz klare Antwort. Wir brauchen den Infektiologen in jeder Klinik. Das kann ein Mikrobiologe sein oder ein Kollege, der diese Tätigkeit gelernt hat, der vor Ort die Untersuchungen durchführt, die Erreger isoliert und die Befunde mit dem behandelnden Arzt diskutiert und dann die entsprechenden therapeutischen Empfehlungen gibt: nämlich die Substanz zu nehmen, die im spezifischen Fall als die bestmögliche in Frage kommt. Das funktioniert an manchen Orten hervorragend. Die Tatsache, daß so viele Breitspektrumantibiotika eingesetzt werden, hängt ganz einfach damit zusammen, daß leider sehr viele Leute, und das ist ganz einfach die Struktur unserer Kliniken, auf jeden Fall Tage und manchmal Wochen warten müssen, bis sie einen Nachweis des Erregers erhalten und das wichtigste in vielen Fällen, die minimale Hemmkonzentration. Das braucht man sehr oft. Ein anderer wichtiger Punkt ist natürlich auch die Sachkenntnis: Wenn ich unseren Gynäkologen heute einen Zettel mit den MHK-Werten gebe, könnten sie damit überhaupt nichts anfangen. Sie sagen mir: Ich will wissen, ob der Erreger empfindlich oder resistent ist. Sie müssen also erst lernen, daß eine MHK von 0,1 ein sehr günstiger Wert ist und ein MHK von 15 ein schlechter. Sie drehen das ja sogar manchmal um und denken, der hohe Wert ist der bessere. Da gibt es also viel zu tun. Ich möchte noch anmerken, daß die Mikrobiologen guten Willens sind, aber mit viel Arbeit überlastet und weit von der Klinik entfernt. Sie würden gerne zum Patienten gehen und würden gerne dem behandelnden Arzt an Ort und Stelle einen Rat erteilen. Die Einrichtung solcher Labors scheitert jedoch bisher an den Interessen der beteiligten Berufsfachverbände. Und das, meine Damen und Herren, ist genau der Punkt, den wir in Deutschland nicht brauchen. Wir brauchen Zusammenarbeit, wir brauchen intensiven Kontakt zum Patienten und keinen kleinen Klüngel im Bereich des jeweiligen Fachs. Ich appelliere an die Mikrobiologen, das zu tun, was die Aufgabe der Infektiologen ist, und was sie selber nicht machen können, an andere zu übergeben, die sich dafür bereiterklären. Das war vielleicht nicht die ganze Antwort auf die Frage, aber zumindest eine wichtige Teilantwort.

N.N.: Ich glaube, um zum Spektrum der „Schmalspurantibiotika" kommen zu können, brauchen wir einfach mehr bakteriologische Schnelldiagnostik. Das entscheidende Problem des Einsatzes oder des zu häufigen Einsatzes von Breitspektrumantibiotika ist bei schweren Erkrankungen die Zeitdauer, in der wir nicht wissen, mit welchem Keim wir es zu tun haben. – Die andere Frage der minimalen Hemmkonzentration ist sicher auch wichtig, aber sie ergibt sich erst später. So lange wir in der bakteriologischen Schnelldiagnostik nicht weiterkommen, zumindest bei den Keimen, die man nicht gleich am Mikroskop erkennen kann, werden wir auf den Einsatz von Breitspektrumantibiotika in einem von der Sache her nicht notwendigen Ausmaß angewiesen sein.

Adam: Das ist vollkommen richtig, die Zeitdauer bis zum Vorliegen der Diagnose ist immer noch zu lange. Aber es gibt ein paar gute Ansätze für Schnelldiagnostik. Wir trauen uns z. B. bei der Meningitis zu, Pneumokokken oder Haemophilus influenzae in 20 Minuten durch eine Gegenstromelektrophorese nachzuweisen. Wir hoffen, daß wir da auch immer zu ganz sicheren Befunden kommen. Das ist nur ein Beispiel, aber da gibt es auch weitere Ansätze für die Zukunft. Die MHK kann man auch schneller ermitteln, und wenn der Mikrobiologe oder Infektiologe im Haus tätig ist, dann entfallen zumindest der ganze Aufwand des Postversandes und die Kontaktschwächen. Aber Sie haben recht, es sind sowohl technische als auch personelle Verbesserungen erforderlich.

Dalhoff: Ich darf mir an dieser Stelle vielleicht eine Bemerkung erlauben: Der Mikrobiologe kann natürlich nur in dem Umfange gute Diagnostik liefern, wie er auch gutes Probenmaterial entsprechend schnell bekommt. Der Infektiologe oder Mikrobiologe sollte hoffnungsvollerweise auch irgendwann einmal im Krankenhaus angesiedelt sein; das löst natürlich manche Probleme des Postversandes, womit der Mikrobiologe heute noch in sehr großem Ausmaß zu kämpfen hat.

N.N.: Ich möchte noch einmal das Problem der Diagnostik ansprechen, und zwar bei der Pneumonie: Die Gewinnung des Probenmaterials ist auch heute noch sehr schlecht, trotz vieler Appelle an die Kliniker, den Patienten besser vorzubereiten; ich erinnere nur an die transtracheale Aspiration oder wenigstens die Bronchoskopie. Diese Möglichkeiten sind in der Praxis einfach nicht gegeben, und wir haben eigentlich in der Regel durchweg kontaminiertes Material, wie sich bei der vorgeschalteten Mikroskopie zeigt. Und da ist es fast unmöglich zu entscheiden, welcher Keim überhaupt für die Infektion in Frage kommt. Ähnliche Probleme haben wir mit der Diagnostik bei Septikämien.

Adam: Mit der Diagnostik von Infektionen der oberen und tiefen Atemwege sprechen Sie natürlich einen kritischen Punkt an; der Nachweis ist einfach schwierig und wird es immer sein. Sie sind in Spezialkliniken tätig oder Sie haben eben das Glück, den Erreger direkt mikroskopisch erkennen zu können. Sonst bleibt vieles fraglich. Bei der Sepsis bin ich schon der Meinung, daß man bei guter Blutkulturdiagnostik (d. h. richtiges Material, richtig genommen) den Ausbeutewert deutlich erhöhen und damit gezielt behandeln kann.

N.N.: Dann würde ich gerne die Frage stellen, wie weit kann man denn die Ausbeute erhöhen? Wir arbeiten z. B. mit 3 kommerziellen Systemen parallel und vergleichen diese miteinander, und ich muß sagen, mit erstaunlich wenig Erfolg.

Adam: Da müßte man natürlich in eine gutachtermäßige Kommunikation eintreten, was da alles falsch sein könnte. Aber man kommt ungefähr auf 50% Ausbeute, wenn man es richtig macht. Sie kommen sogar so weit, daß Sie bei Gesunden Keime nachweisen können, wenn er sich die Zähne geputzt hat und Sie ein gutes System benutzen. Und es ist eben die Frage, wie gut das System ist, das in der Klinik benutzt wird, und wie gut die Möglichkeiten des Transportes sind. Das bedarf eines eingespielten Verfahrens. Bei allen schweren bakteriellen Pneumonien müssen z. B. Keime im Blut nachweisbar sein.

N.N.: Wir haben Probleme bei Herzvitien.

Adam: Es ist dann auch ein quantitatives Problem: Wo hört die Bakteriämie auf und wo beginnt die Sepsis? Das muß man im individuellen Fall besprechen.

Empfindlichkeitsprüfungen

N.N.: Wie gewinnt man eigentlich in der Praxis die Daten zur Feststellung der Konzentration eines Antibiotikums am Infektionsort?

Lode: Die Firmen sind heute verpflichtet, bei der Registrierung diese Daten vorzulegen. Man kann also dazu stehen wie man will, ich verhehle nicht, daß ich zu diesen sog. Gewebekonzentrationen außerordentlich kritisch stehe, aber das BGA verlangt heute, daß an wichtigen Infektionsorten Konzentrationsangaben aus Studien von den Firmen eingereicht werden. Ich möchte an diesem Punkt meine Frage anschließen. Gerade bei dem inhibitorischen Quotienten von Ellner und Neu sehe ich ein Problem. Danach gilt, daß die maximale Konzentration 20–30 Minuten nach i. v.-Injektion erreicht ist. Das erscheint mir insofern verbesserungswürdig, als die Skandinavier sehr gut gezeigt haben, daß für viele Infektionen am Infektionsort die Konzentration vorhanden ist, die man nach Abschluß der Verteilungsphase hat, wenn man die proteinfreie Konzentration im Serum mißt; das wäre bei Penicillin z. B. 1–2 Stunden nach Applikation. Mich interessiert, ob man sich nicht auf diese Konzentration stützen sollte, die man relativ leicht berechnen kann: Man hat die Gesamtkonzentration im Serum bei einer bestimmten Dosierung, man kennt die Albuminkonzentration, man kennt die Proteinbindung, so daß man diese Antibiotikum-Konzentration relativ leicht ableiten kann. Viele Modelle aus den USA, z. B. von Craig und mir in dem Pleura-Modell, haben zeigen können, daß die Konzentration nach Abschluß der Verteilungsphase meistens der Gewebekonzentration ganz gut entspricht, und das ist sicher eine Konzentration, die leichter bestimmbar ist als unbedingt die Gewebekonzentration.

Wiedemann: Ich glaube, daß das völlig richtig ist, aber ich glaube auf der anderen Seite, das muß ich als Wissenschaftler sagen, daß diese Frage nach wie vor auch unter Pharmakokinetikern etwas kontrovers diskutiert wird. Mir leuchten diese Daten, die zeigen, daß nach dem Abschluß der Verteilung eben die Konzentrationen hier berechenbar sind und praktisch den Serumkonzentrationen entsprechen, außerordentlich ein, und ich denke auch, es wäre ein leichter zugänglicher Weg, wenn wir es uns ersparten, Daten zugrunde zu legen, die mit einer noch größeren Unsicherheit behaftet sind und die doch für jeden Infektionsort verschieden sind. Dabei gibt es dann natürlich wieder besondere Infektionsorte, bei denen Akkumulationen oder auch extrem niedrige Konzentrationen vorliegen, die immer gesondert berücksichtigt werden sollten.

N.N.: Sie haben in Ihre Formel die Eiweißbindung eingebracht und wir wissen, daß die Eiweißbindung zwar gut meßbar ist, und deswegen wird auch immer mit ihr gehandelt, aber wir wissen genau, daß die Korrelation „hohe Eiweißbindungen – schlechtere Wirkung“ oder „niedrige Eiweißbindung – bessere Wirkung“ nicht immer aufgeht.

Wiedemann: Nicht ich habe das in meine Formel eingebracht, sondern ein Expertengremium der British Society for Antimicrobial Chemotherapy hat dieses getan, und ich bin völlig mit Ihnen einer Meinung, daß wir diese sehr einfache Korrelation sicherlich nicht aufstellen können, sondern daß wir sicherlich erst bei einer Eiweißbindung, die oberhalb von ca. 90% liegt, Unterschiede in der Wirksamkeit bekommen. Alles, was darunter ist, kann man wahrscheinlich mehr oder weniger vergessen.

Adam: Es kommt noch hinzu, daß die Intensität der Eiweißbindung unterschiedlich ist, was unberücksichtigt ist. Und es kommt hinzu, daß die Eiweißbindung in Abhängigkeit von der Dosierung, und damit von der Konzentration im Serum, unterschiedlich ist. Bei hohen Konzentrationen ist relativ mehr Substanz frei, das ist in der Formel auch nicht berücksichtigt. Alle diese Berechnungen sind natürlich nur Annäherungen, um dem Kliniker sagen zu können, in welcher Dosis die Substanz wirksam ist.

Wiedemann: Ich erlaube mir aber dazu noch die Bemerkung, daß Formeln in diesem Bereich natürlich extrem schwierig aufzustellen sind. Ich glaube, daß diese Formel immerhin eine gewisse Flexibilität ermöglicht. Sie läßt ein paar Parameter mehr einfließen als die Formel des DIN-Ausschusses, so daß wir eine Verbesserung haben.

In-vivo-Modelle

N.N.: Zu den aufgezeigten Problemen möchte ich noch ein weiteres hinzufügen; es betrifft die unterschiedliche Pathogenität bestimmter Bakterienspezies in unterschiedlichen Makroorganismen. Ich weiß nicht, ob bei der Ratte eine Pyelonephritis mit Pseudomonas aeruginosa häufig vorkommt, ob das ein typischer Keim ist, der bei der Ratte Pyelonephritis erzeugt. Nun werden ja Ratten selten zum Tierarzt gebracht, um auf Grund einer Infektion behandelt zu werden, man weiß es also nicht. Aber ich kann mir vorstellen, daß bestimmte Keime, die primär humanpathogen sind, bei Tieren eine andere Pathogenität aufweisen, also weniger pathogen sind: Die Tiere werden damit fertig werden, ohne eine Infektion zu bekommen, so daß derartige Untersuchungen relativiert werden.

Dalhoff: Erfahrungsgemäß können nur mit großen Schwierigkeiten, und manchmal sogar ohne jeglichen Erfolg, Tierinfektionen mit klinischen Isolaten durchgeführt werden; oder man muß sich entsprechender Hilfsmittel bedienen, wie z. B. die Anwendung von Adjuvanzien, das Legen von Kathetern und deren Verweilen etc. Darüber hinaus unterscheidet sich sicherlich die Bakteriologie der Versuchstiere gänzlich von der des Menschen.

Adam: Das Tiermodell ist etwas Altes, das es schon zu Sulfonamidzeiten gab. Dort wurde auch schon darauf geachtet, daß man für Infektionen bei Tieren tierspezifisch-pathogene Stämme einsetzte, z. B. Streptococcus aronson bei Mäusen, der für Menschen apathogen ist. Das ist die umgekehrte Situation.

Lode: Ich bin ein bißchen verwirrt. Wir haben selber einmal mit dem Granuloma-pouch-Modell gearbeitet, und wir waren doch eine ganze Zeit der Meinung, daß zumindest eine gewisse Aussage, wenn auch nicht Übertragbarkeit, möglich ist. Ich möchte Ihre Kritik zwar ganz pointiert unterstützen, aber ich könnte mir vorstellen, daß Scheld zumindest bei zwei Modellen zu gänzlich anderen Auffassungen gekommen wäre als Sie. Und ich glaube, Sie werden mir zustimmen, daß bei den von Ihnen herausgesuchten Modellen, bei den ausgewählten Substanzen, die negative Aussage zu beweisen ist. Aber wenn Sie das Endokarditis-Modell nehmen (Friedman, Sandy, Scheld, Glauser) dann muß man sagen, daß bei einem so schwierigen Krankheitsbild wie z. B. der Endokarditis aus dem genau genormten Tiermodell in den letzten Jahren außerordentlich wertvolle Informationen gewonnen wurden. Im Hinblick auf die Therapie konnte nämlich ganz eindeutig gezeigt werden, daß im Tiermodell die Endokarditis mit Enterokokken oder gegenüber Penicillin mäßig empfindlichen

Streptokokken mit Cephalosporinen z. B. nicht zu behandeln ist, während eine Therapie mit Penicillin plus Aminoglykosid zweifelsfrei wirkt. Das korreliert exzellent mit den klinischen Daten.

Wir haben auch aus den Endokarditis-Modellen der Arbeitsgruppe Glauser ganz klar ableiten können, daß die gesamte Prophylaxe, wie sie in den USA auf Grund früherer Tiermodelle empfohlen wird, offensichtlich nicht stimmt. Das zweite Modell, das nach meiner Meinung erhebliche Aussagekraft für die Klinik hat, ist das Meningitis-Modell. Es ist in pädiatrischen Arbeitsgruppen sehr intensiv untersucht worden, und es sind Kriterien erarbeitet worden wie der Liquor-Bakterizidietiter, für den eine gute Übereinstimmung zwischen Tierexperiment und klinischer Erfahrung gezeigt werden konnte.

Ich würde gern noch einmal Ihren Kommentar dazu stimulieren: Wir sollten nicht sagen, alle Tierversuche, sondern Tiermodelle bestimmter Art, sind außerordentlich wertvoll, bei denen wir Fragestellungen erarbeiten können, die beim Menschen nur sehr schwierig angegangen werden können, wie z. B. das Endokarditis- und Meningitis-Modell.

Dalhoff: Dem ist sicher zuzustimmen. Ich hatte zunächst vor, etwas den Blick für die Schwierigkeiten und die Fehlermöglichkeiten zu schärfen, die im Tierversuch liegen können. Um die Wertigkeit der einzelnen Tierversuchsmodelle als solche darzustellen, hätte man sicher jedes Modell, jede Modellgruppe einzeln diskutieren müssen: Es gibt recht viele Endokarditis-Modelle. Die von Ihnen erwähnten sind recht gut, und lassen die erwähnten Rückschlüsse zu. Die Tierversuche befinden sich gerade für den Kliniker in einem furchtbaren Dilemma. Wenn wir einen Tierversuch durchführen und damit etwas bestätigen, was der Kliniker schon immer sagt, sagt er: Schön, aber warum hast Du Tiere verwendet? Finden wir etwas im Tierversuch, was der Kliniker noch nicht gesehen hat, dann hat er möglicherweise großes Interesse und sein Blick in der Klinik ist geschärft, dem Problem nachzugehen; aber möglicherweise sagt er auch: Das ist doch gänzlich irrelevant, warum hast Du die Tiere verbraucht? Das sind sicher auch Aspekte, die berücksichtigt werden müssen: Der Tierversuch wird entweder im Nachhinein angesetzt, um eine klinische Beobachtung zu erklären, um ein klinisches Therapieschema möglicherweise zu rechtfertigen, oder eben, um im Vorgriff auf die klinische Anwendung Resultate zu liefern. Man muß sicher sehr vorsichtig und kritisch sein, wenn man den letztgenannten Weg beschreitet, nämlich den Tierversuch vor den klinischen Versuch zu stellen. Ich wollte nur den Blick dafür schärfen, daß Fehlermöglichkeiten gegeben sind, aber es gibt, wie Sie erwähnt haben, sicher eine ganze Reihe von guten Tierversuchsmodellen, die Extrapolationen zulassen, wenn wir Kriterien wie unterschiedliche Pharmakokinetik, unterschiedliche Metabolisierung etc. im Auge behalten.

Studien zur Pharmakokinetik

N.N.: Mich würde interessieren, welche Bedeutung Ihrer Ansicht nach Pharmakokinetikstudien bei der Bewertung von Antibiotika bei Patienten haben. Selbst wenn die Patienten normale Ausscheidungsfunktionen haben, ist damit zu rechnen, daß Verteilungsvolumen oder Resorption bei Patienten anders sind als bei gesunden Probanden.

Bergan: Man muß Untersuchungen an gesunden Probanden als solche verstehen; diese zeigen weniger Schwankungen als Patienten, bei denen physiologische Kapazitäten beeinträchtigt sind. Die erniedrigte Nierenfunktion ist eine selbstverständlich berücksichtigte Sache. Die erniedrigte Leberfunktion ist bei denjenigen Substanzen wichtig, die metabolisiert werden. Auch bei Patienten mit sogenannter normaler Nierenfunktion, und das ist Ihre Frage, gibt es größere Unterschiede. Denken Sie nur an den Einfluß der Infektion: Da sind Bakterien, die irgend etwas ausscheiden, z. B. Endotoxine, die dann auf die Physiologie einen Effekt haben. Deshalb gibt es bei Patienten Schwankungen.

Adam: Man muß ja zunächst einmal Gesunde als Probanden nehmen, um Werte als Vergleichsbasis zu bekommen. Es gibt aber in der Literatur deutliche Hinweise dafür, daß in manchen Fällen die Halbwertzeit bei Patienten fast doppelt so lang sein kann, wie bei Probanden. Die Patienten liegen im Bett, das ist schon ein Unterschied zum Probanden, der sich bei einer solchen Studie frei bewegen darf. Man muß also, wenn man solche Daten angibt, auch mitteilen, ob die Probanden sich bewegen konnten oder nicht. Man sollte auch Patientendaten erarbeiten; Naber hat z. B. an geriatrische Patienten die Kinetik von Betalaktam-Antibiotika untersucht, und da sieht man deutliche Unterschiede.

Bergan: Ältere Patienten sind sehr wichtig, da ihre Nierenfunktion erniedrigt ist. Denken Sie an Aminoglykoside: Da gibt es sehr verschiedene Verteilungsvolumina, was für die Konzentration schnell Konsequenzen hat. Bei kardialer Insuffizienz kann natürlich auch das Volumen des Körperwassers viel größer sein, so daß die Aminoglykosidkonzentrationen sehr viel kleiner sind als vorgesehen.

Adam: Ein anderes Beispiel sind Neugeborene mit einem gegenüber Erwachsenen fast doppelt so hohen extrazellulären Flüssigkeitsanteil.

Christ: Ich wollte zu Ihren Ausführungen eine Ergänzung beisteuern. Die Zulassungsbehörden fordern heute pharmakokinetische Daten „under extremes of age". Das ist also Pflichtübung: Wenn die Substanz bei Neugeborenen angewendet werden soll, müssen auch hierfür entsprechende Daten vorgelegt werden. Was außerdem sehr wichtig ist, sind Daten bei Patienten, die z. B. H_2-Blocker nehmen müssen. Wir wissen von mehreren Substanzen, wie z. B. Ketokonazol, daß die Absorptionsquote gegen Null geht, wenn die Azidität im Magen nicht mehr stimmt. Das können Patienten sein, deren Nieren- und Leberfunktion tadellos ist, bei denen aber trotzdem durch Komedikation Wechselwirkungen auftreten. Diese müssen auch bei Patienten bestimmt werden. Was heute die Zulassungsbehörden gerne erfahren möchten, sind solche Wechselwirkungen, die z. B. die Kinetik und vor allem die Absorption erheblich beeinflussen, wenn sie voraussagbar sind.

Bergan: Theophyllin und Chinolone können auch eine der zahlreichen Interaktionen zeigen.

Adam: Antazida zeigen mit Chinolonen, oral gegeben, ebenfalls Interaktionen.

Antibiotika und körpereigene Abwehr

Adam: Eine Frage zur Begriffsklärung: Sie sprechen von Stimulation der Makrophagenaktivität, wie grenzen Sie dagegen die natürliche Aktivität der Makrophagen ab, die einfach dadurch verbessert wird, daß sie mehr Mikroorganismen aufnehmen können, weil diese durch die Vorbehandlung geschädigt sind. Das ist dann keine Stimulation sondern eine ganz andere Ursache für eine erhöhte Aufnahmerate bzw. Killing.

Büscher: Wenn ich bei den Experimenten von einer Stimulation spreche, dann bedeutet das, daß wir hier den Makrophagen Membranvesikel angeboten haben, wir haben jeweils mit einer konstanten Menge an Trockengewicht gearbeitet, d. h. die Makrophagen bekamen einmal 60 µg pro 10^6 Makrophagen und andererseits Membranvesikel, die von vorbehandelten Bakterien isoliert wurden, so daß wir hier mit einer vergleichbaren Masse arbeiteten.

Adam: Stimulation verleitet einen zu dem Gedanken, daß es sich um etwas Aktives handelt, als wäre es eine Substanz, die die Makrophagen dazu bringt mehr zu phagozytieren. Es gibt Herstellerfirmen, die sich in diesen nicht ganz wissenschaftlichen Bereichen bewegen, die ja auch immer von Stimulation der Abwehr mit bestimmten Präparaten sprechen, deren Wirkung nicht sicher nachgewiesen ist. Ist der Begriff Stimulation Ihrer Meinung nach hier richtig gewählt, oder sollte man das anders definieren?

Büscher: Wenn Sie das in bezug auf Substanzen sehen möchten, wäre es vielleicht angebracht, in diesem Zusammenhang von einer gesteigerten Aktivität der Makrophagen zu reden.

Adam: Ist es eine gesteigerte Aktivität, oder nehmen sie nur mehr auf?

Büscher: Das ist eine gesteigerte Aktivität. Der gesamte Metabolismus der Makrophagen ist unter der Phagozytose dieser Vesikel erhöht. Wir haben Untersuchungen zu Hexosemonophosphat-Shunts gemacht, und es zeigt sich, daß der Metabolismus erhöht ist.

Adam: Wir wissen aus der Klinik nur, daß Patienten, die keine Leukozyten haben, den Infekt nicht überleben, auch wenn die Erreger empfindlich sind. Und das erlaubt den Rückschluß, daß die körpereigene Abwehr durch Phagozytose eine große Rolle spielt.

N.N.: Eine Bemerkung zur Aktivität der Phagozyten: Es wird häufig der Trugschluß gezogen, daß man bei einer Erhöhung der Aktivität – gemessen an der Chemolumineszenz – auf eine gesteigerte antiinfektiöse Aktivität rückschließt, sei es in Form der Phagozytose oder der intrazellulären Abtötung. Ich glaube aber, daß das sicher verkehrt ist. Man kann umgekehrt sagen, daß bei gesteigerter Phagozytose mit einer erhöhten Chemolumineszenz zu rechnen ist. Wir haben Untersuchungen dieser Art gemacht und gesehen, daß die Reproduzierbarkeit sehr problematisch ist. Wir finden bei Chemolumineszenzuntersuchungen mit polymorphkernigen Granulozyten hintereinander am selben Tag und mit demselben Serum unterschiedliche Werte. Wir finden extrem unterschiedliche Werte bei verschiedenen Granulozyten verschiedener Spender; das reduziert nach meiner Meinung die Aussagefähigkeit von Untersuchungen mittels der Chemolumineszenz allein. Man muß es immer parallel mit Untersuchungen machen, die Aussagen über die Phagozytose erlauben, sei es mit radioaktiv markierten Bakterien oder anderen Modellen. – Eine Frage zur Serumresistenz in Ihren ersten Dias: Wir arbeiten ja zusammen in einer Arbeitsgruppe über diese Frage, und wir haben einmal analysiert, wie unterschiedlich die Definitionen sind. Welche Definition haben Sie Ihren Untersuchungen zugrunde gelegt und welches Modell haben Sie verwendet? Und zu den Makrophagen: was für Makrophagen haben Sie verwendet?

Büscher: Es wurde hier mit verschiedenen Stämmen gearbeitet, einmal mit einem Enterobacter- und einmal mit einem E. coli-Stamm, und man stellte nun fest, daß E. coli bei 20% Serum noch resistent ist, also weiterwächst. Durch die Behandlung mit Imipenem hingegen wird der Keim schon z. B. bei einer Konzentration von 5% Serum abgetötet. Das habe ich zur Grundlage genommen, um zu sagen, daß durch die Behandlung mit Imipenem die Serumresistenz erniedrigt, der Keim also empfindlicher wird. Es ist klar, daß gerade im Bereich der Serumresistenz die Definitionen problematisch sind. Wann ist ein Keim serumresistent, wann ist er empfindlich? Aber ich glaube, daß man diese Veränderungen zum Anlaß nehmen kann, zumindest Tendenzen darzustellen. – Zu den Makrophagen: Wir haben in diesen Studien verschiedene Makrophagenpopulationen verwendet. Die hier dargestellten Daten basieren auf Maus-Peritonealmakrophagen, die 14 Tage vorher mit Corynebacterium parvum bzw. Corynebacterium acnes aktiviert worden sind.

N.N.: Wie haben Sie die Makrophagen kultiviert, in Flüssigkultur?

Büscher: Diese Makrophagen sind nicht für längere Zeit kultiviert worden, sondern wir haben das Peritonealexsudat genommen und die Makrophagen über Teflonadhärenz für zwei Stunden gereinigt, und dann sind die Versuche in Suspension durchgeführt worden.

N.N.: Die Chemolumineszenzreaktion zeigt natürlich bei gesunden Probanden, wenn Sie die verschiedenen Granulozyten an verschiedenen Tagen entnehmen, unterschiedliche Werte, das läßt sich einfach nicht standardisieren. Die Chemolumineszenzreaktion ist aber auch nur ein Anhaltspunkt für das Phagozytosegeschehen, nämlich für die Abtötung, und zwar nur für den oxidativen Teil des Bakterien-Killings innerhalb der Granulozyten oder der Makrophagen. Die Annahme, daß man mit radioaktiv markierten Bakterien besser zum Ziel kommt, möchte ich stark bezweifeln. Es gibt bisher nur eine Möglichkeit, Phagozytoseaktivitäten zu messen. Das ist nämlich die quantitative Bestimmung überlebender Bakterien nach Zerstörung der Phagozyten, die man zu den ursprünglich eingesetzten Keimen ins Verhältnis setzen muß. Radioaktivitätsmessungen liefern einen Anhalt, aber das sagt im Grunde genommen nichts über die Vitalität der Bakterien aus.

N.N.: Welche Antibiotika-Konzentrationen wurden in dem Modell verwandt?

Büscher: Es handelt sich fast ausschließlich um subinhibitorische Konzentrationen; der abgedeckte Bereich betrug ungefähr ein Drittel bis ein Zwölftel der MHK.

Bergan: Man hat eine In-vitro-Methode, die Lymphozyten und Phagozyten unter nicht-physiologischen Umständen untersucht. Was wird getan, um sich der In-vivo-Situation anzunähern? Man könnte z. B. in vitro mit Peritonealexsudaten arbeiten.

Büscher: Das ist ein guter Aspekt, wenn es darum geht zu untersuchen, welchen Einfluß Antibiotika direkt haben, z. B. auf die Funktion von Makrophagen. Es ist schwierig, diese Versuche überhaupt durchzuführen, weil die Funktion der Makrophagen sehr viele Parameter selbst beeinflußt und von vielen Faktoren beeinflußt wird. Die Reinigungsmethode, die Adhärenzmethode, die Kulturmedien spielen natürlich alle eine Rolle für die Aktivität der Phagozyten allgemein. Auch die Trennmedien der Granulozyten haben einen großen Einfluß. Es ist also sehr schwierig, da eine Aussage zu machen. Uns ging es eigentlich nur darum, den Einfluß der Antibiotika erst einmal auf die Oberfläche der Bakterien zu untersuchen. Welche Bedeutung haben solche Veränderungen dann für die Interaktion mit immunkompetenten Zellen? Es muß davor gewarnt werden, diese Untersuchungen oder auch diese Befunde direkt auf die In-vivo-Situation zu übertragen, das geht mit Sicherheit nicht.

Zulassung neuer Antibiotika

Adam: Etwas beunruhigend sind die Zeiten, die erforderlich sind, um effektive Nebenwirkungen beim Menschen zu erfassen. Auf der einen Seite kann man das natürlich nicht ad ultima ausdehnen, sonst ist die Zulassung so weit hinausgeschoben, daß die Beteiligten unruhig werden. Aber es könnte ja sein, daß durch eine Verlängerung dieser Untersuchungen im Tierversuch doch noch mehr herauskommt, als wir z. B. jetzt bei den Gyrasehemmern wissen. Und gerade in dieser Substanzgruppe wird ja sehr viel über Nebenwirkungen diskutiert. Könnten Sie da ein bißchen aus dem Nähkästchen plaudern, damit wir auch etwas Handfestes mitnehmen können?

Christ: Aus diesen Tierversuchen, auch wenn sie sehr komplex sind, können nur 70% der Nebenwirkungen, die beim Menschen auftreten können, vorhersagbar sein. Ein Tierversuch, auch lange ausgedehnt, bietet also nie eine absolute Sicherheit, das wäre eine Illusion. Bei bestimmten Gruppen, wie bei den Chinolonen, wo wir einen „fingerprint" von Nebenwirkungen am Tier haben – ich denke jetzt an Knorpelschäden bei den heranwachsenden Tieren, Auskristallisation der Substanzen in der Niere, ZNS-Nebenwirkungen –, kann man natürlich gezielt untersuchen. Bisher galt z. B. die Meinung, bzw. es wurde publiziert, daß Chinolone nur bei jugendlichen Tieren Knorpelschäden verursachen können, sofern die Gelenke belastet sind. Es ist nie ein Schaden bei erwachsenen Tieren beobachtet worden. Jetzt haben wir aber Daten von Chinolonen, wo bei Hunden nach 6 Monaten und länger Gelenkschäden aufgetreten sind. Die zum Teil hohen Konzentrationen in der Niere, die unter Umständen auskristallisieren können, könnten ja auch im Extremfall zu schweren Schädigungen der Niere auf Dauer führen. Wir haben das Problem der Fertilitätsstudien, die vor kurzem bei den Cephalosporinen mit der sog. MTTT-Seitenkette aktualisiert wurden und die die Paul-Ehrlich-Gesellschaft vor kurzem zu einer Stellungnahme veranlaßten. Auch bei den Chinolonen ist es so, daß offensichtlich bei manchen Fertilitätsstudien Spermatogenesestörungen sichtbar werden, die allerdings nicht (wie dies bei der N-Methyltetrazol-Seitenkette wahrscheinlich ist) auf die Entwicklung der Spermatogonien zurückzuführen sind, sondern zentral über endokrine Systeme ablaufen. Hier ist es sicher wichtig, daß eine solche neue, hochinteressante Gruppe nicht von Anfang an in Verruf gerät, so daß die Firmen wahrscheinlich sehr viel Geld investieren müssen, um solche Punkte aufzuklären.

Adam: Darf ich noch einmal kommentieren? Bei den klinischen Überlegungen zu den Tierversuchen hatten wir gesagt, daß man ihre Ergebnisse nicht unbedingt auf Patienten übertragen kann. Bei den toxikologischen Überlegungen zu den Tierversuchen ist es genau umgekehrt: Wenn wir etwas finden, dann ist es ein Grund, die Zulassung zu versagen, bis das Gegenteil bewiesen ist, d. h. ähnliches beim Menschen nicht passiert ist. Das kann unter Umständen sehr langwierig und schwierig sein, und ich denke daran, daß – und jetzt kommt die Gegenargumentation – einem Patienten auch etwas vorenthalten wird, was ihm eigentlich nützen könnte, z. B. Chinolone in der Pädiatrie. Auch darüber muß man sich im klaren sein.

Christ: Natürlich kann jeder einzelne Arzt bei einem speziellen, individuellen Patienten eine solche Substanz bei Indikationen anwenden, die an und für sich nicht genehmigt oder sogar verboten sind, wenn er meint, daß bei vitalen Indikationen nichts anderes hilft. Nur bleibt dann die Verantwortung letztendlich am Arzt hängen, wenn etwas schief geht.

Otten: Ich möchte noch einmal das aufgreifen, was Sie eben sagten, Herr Adam. Die Behörde manövriert sich hier in erhebliche Abhängigkeit von Tierversuchsresultaten hinein. Sie kommen nicht aus der Klemme heraus, daß die erhobenen Daten entkräftet werden müssen. Also muß ein zweites Datum her. Und ich möchte auf einen heute schon einmal angesprochenen Ausweg hinweisen: Wir müssen Tierversuche mehr auf die Physiologie des Menschen adaptieren; wir müssen prüfen, welche überhaupt sinnvoll sind. Das gilt sowohl infektiologisch wie auch toxikologisch. Sie hatten ja Daten gebracht, daß man sinnvolle Transferierungen machen kann. Das sollte man sich konkret vornehmen; allerdings ist zu fragen, wer dazu aufgerufen ist. Muß die Industrie Lösungen entwickeln? Ist eine vernünftige Kooperation möglich?

Adam: Das Amt ist der verlängerte Arm des Gesetzes, es hat den Patienten zu schützen, also in allen Zweifelsfragen für die Patienten und gegen die Substanz zu entscheiden. Was Herr Otten sagt, ist vollkommen richtig: Wir müssen versuchen, die Ergebnisse im Tierversuch so zu verbessern, daß sie humanrelevant werden. Aber es wird immer so sein, wenn irgendwo etwas gefunden wird, was ein Tier schädigt, dann muß es zum Schutze des Menschen zunächst auf den Menschen übertragen werden. Das ist die Aufgabe der Kontrollbehörde, da hilft gar nichts.

Bewertung neuer Infektionstherapeutika

N.N.: Wie beurteilen Sie den Therapieerfolg bei Atemwegsinfektionen?

Lode: Bei tiefen Atemwegsinfektionen, d. h. purulenter Bronchitis des fortgeschrittenen Bronchitikers – aber keine Pneumonie – messe ich der Blutsenkung wenig Bedeutung für die Beurteilung des Therapieergebnisses innerhalb der 10–14 stationären Behandlungstage bei. Das gleiche gilt für die Lungenfunktionsparameter.

N.N.: Zum Begriff Heilung bei Harnwegsinfektionen: Sie haben angegeben, daß der Bakteriennachweis von 10^3 nach Antibiotikaapplikation als klinische Heilung gilt. Da kommt es natürlich darauf an, ob es dieselbe Spezies ist, die man früher gefunden hat. Wenn ich diese nach der Behandlung im Urin wiederfinde, auch in einer geringeren Keimzahl, würde ich das vielleicht nicht unbedingt als Heilung ansehen.

Lode: Zwei Aspekte sind zu berücksichtigen: 1. Was ist unter Heilung zu verstehen? Bei komplizierten Harnwegsinfektionen hängt das einfach davon ab, wie lange man nachkontrolliert. Und deshalb gehört zu dem Begriff „Heilung" entweder ein Keimnachweis oder ein Nachweis von 10^3 des ursprünglichen Keimes in der Nachkontrolle unter Berücksichtigung des Zeitfaktors. Bis zur 6. Woche ist dieser mikrobiologische Befund im Mittelstrahlurin zu erheben. 2. haben viele Mikrobiologen die neuere Entwicklung bei den Keimzahlen offensichtlich noch nicht registriert. Es ist keine Frage, daß die alte signifikante Bakteriurie, wie sie 1958 und 1959 mit 10^5 Keimen von Kass definiert war, heute nicht mehr für sich allein bestehen kann. Kass hat damals von einer signifikanten Bakteriurie gesprochen, wenn aus dem frischen, morgendlichen Mittelstrahlurin zwei identische Befunde auch ohne Symptomatik vorlagen. Inzwischen ist eindeutig von mehreren Arbeitsgruppen bewiesen worden, daß bei Vorliegen einer Symptomatik auch Keimzahlen von 10^2 als pathognomonisch bewertet werden müssen. Das sollten die Mikrobiologen dem Kliniker mitteilen, der dann entscheiden muß, ob eine Symptomatik vorliegt und der nachgewiesene Keim bewertet werden muß. Ansonsten ist klar definiert, was als Persistenz, Rezidiv oder Reinfektion bei hohen Keimzahlen gilt. Bei zusätzlicher Symptomatik müßte man eben auch kleinere Keimzahlen bewerten.

N.N.: Die Kriterien, die Sie für die akute Bronchitis genannt haben, kann ich als Kliniker gut nachvollziehen. Deshalb eine Frage zum Rückfall. Wenn Sie erneut nach zwei Monaten oder nach vier Monaten purulentes Sputum haben, wie wollen Sie das auf eine vorangegangene Antibiotikatherapie beziehen? Das hängt doch sicher sehr viel mehr mit den individuellen Bedingungen des Patienten zusammen?

Lode: Wir beobachten kontinuierlich 200–300 chronische Bronchitiker, die besondere Probleme haben. Diese Patienten haben 3, 4 und mehr Rezidive ihrer Bronchitis im Winter. Burgey konnte bei einer geringen Zahl von Bronchitikern – ich glaube 25 – zeigen, daß das Intervall von Rückfall zu Rückfall bei Clotrimoxazol deutlich kürzer war als bei Amoxycillin nach 10–12 Tagen Therapie. Wir wissen heute allerdings noch nicht, wie lange wir optimal behandeln sollen. Dazu gibt es keine kontrollierten Studien. Nur wenn Sie die Möglichkeit haben, solche Patienten mit vielen Rezidiven langfristig und engmaschig zu beobachten, dann können sie den Parameter „Rezidiv" bewerten. Ich hoffe, Sie sind damit einverstanden.

Adam: Wurde bei dem Vergleich mit Imipenem Ciprofloxacin oral gegeben? Bei dem Vergleich Ciprofloxacin – Ofloxacin wurden vermutlich beide Substanzen oral appliziert.

Lode: Wir geben in der Regel schwerkranken Patienten Ciprofloxacin parenteral und stellen nach 2–3 Tagen auf die orale Therapie um. Da Ofloxacin oral vorlag, haben wir uns bei der anderen Studie bemüht, auch Ciprofloxacin oral zu geben, was nicht bei allen Patienten möglich war.

Register

Zeitfracht Medien GmbH
Ferdinand-Jühlke-Straße 7
99095 Erfurt, Deutschland
produktsicherheit@kolibri360.de